食物营养政策
评估报告

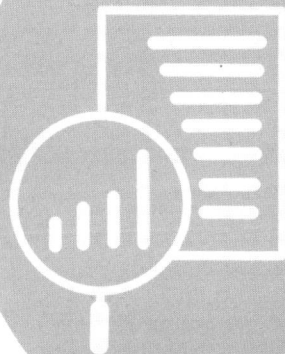

主　编　马冠生　北京大学公共卫生学院

副主编　张　曼　农业农村部食物与营养发展研究所

　　　　张　娜　北京大学公共卫生学院

编　者（按姓氏笔画排序）

　　　　马冠生　北京大学公共卫生学院

　　　　王　行　北京大学公共卫生学院

　　　　李振珲　北京大学公共卫生学院

　　　　张　娜　北京大学公共卫生学院

　　　　张　曼　农业农村部食物与营养发展研究所

　　　　周明珠　南昌市卫生健康委员会

　　　　周淑益　北京大学公共卫生学院

人民卫生出版社

·北　京·

图书在版编目（CIP）数据

食物营养政策评估报告 / 马冠生主编． -- 北京：
人民卫生出版社，2025. 8． -- ISBN 978-7-117-38321-9

Ⅰ．F323

中国国家版本馆CIP数据核字第2025KW6252号

人卫智网	www.ipmph.com	医学教育、学术、考试、健康，购书智慧智能综合服务平台
人卫官网	www.pmph.com	人卫官方资讯发布平台

食物营养政策评估报告

Shiwu Yingyang Zhengce Pinggu Baogao

主　　编：马冠生
出版发行：人民卫生出版社（中继线 010-59780011）
地　　址：北京市朝阳区潘家园南里 19 号
邮　　编：100021
E - mail：pmph @ pmph.com
购书热线：010-59787592　010-59787584　010-65264830
印　　刷：鸿博睿特（天津）印刷科技有限公司
经　　销：新华书店
开　　本：710×1000　1/16　　印张：8
字　　数：122 千字
版　　次：2025 年 8 月第 1 版
印　　次：2025 年 9 月第 1 次印刷
标准书号：ISBN 978-7-117-38321-9
定　　价：35.00 元

打击盗版举报电话：010-59787491　E-mail：WQ @ pmph.com
质量问题联系电话：010-59787234　E-mail：zhiliang @ pmph.com
数字融合服务电话：4001118166　　E-mail：zengzhi @ pmph.com

《食物营养政策评估报告》咨询委员会

（按姓氏笔画排序）

马文军　暨南大学基础医学与公共卫生学院

王　红　国家市场监督管理总局

王丽慧　中国科普研究所

朱文丽　北京大学公共卫生学院

刘爱玲　中国疾病预防控制中心营养与健康所

孙君茂　中国农业科学院

杜松明　中国营养学会

杜维婧　中国健康教育中心

杨　莉　北京大学公共卫生学院

杨小伶　重庆市疾病预防控制中心

宋　军　国家疾病预防控制局监督一司

张　倩　中国疾病预防控制中心营养与健康所

张增一　中国科学院研究生院人文学院

陈芳芳　首都儿科研究所

段佳丽　北京市疾病预防控制中心营养与食品卫生所

徐海泉　农业农村部食物与营养发展研究所

栾德春　辽宁省疾病预防控制中心

郭子侠　北京市卫生健康委员会食品标准处

曾　平　国家卫健委北京老年医学研究所

谭宗颖　中国科学院文献情报中心

序 一

食物营养政策是影响食物系统形成发展(包括食物生产、流通和消费)的重要因素。党和政府历来高度重视食物营养工作,根据我国不同历史时期特点和发展需求,制定并颁布了《九十年代中国食物结构改革与发展纲要》《中国营养改善行动计划》《"健康中国 2030"规划纲要》《国民营养计划(2017—2030 年)》等一系列政策。这些政策对食物生产、供给、分配与消费、促进人群营养健康状况改善等都发挥了指导和引领作用。

对颁布的食物营养政策执行程度及效果进行监测和评估,不仅可以推动政策的落实,保障改善食物环境工作取得有效进展,也可为政策和计划的调整完善提供科学支持,并为相关政策的制定提供借鉴和经验。

国际上,部分国家已采用科学方法开展食物营养政策评估,我国这方面的工作还有待完善。一方面是目前我国对食物营养政策的评估缺乏足够的重视,另一方面是缺乏科学的评估方法。为促进我国食物营养政策评估工作,北京大学公共卫生学院参照国际上科学、成熟的方法,充分考虑我国国情,对我国食物营养相关政策进行评估,并将我国已有政策与国际先进经验进行对比和分析,为进一步制定和完善适宜政策提供参考依据和科学借鉴,并提出改善我国食物营养政策的建议和策略。

本书系统评估我国食物营养政策，对政府印发相关政策文件有支持指导作用，对学者有参考价值，对社会和消费者了解食物营养政策、提升食物营养素养等也将发挥积极的作用。

陈萌山

2025 年 1 月

序 二

　　健康食物环境政策是指为了保证获取安全、充足的食物和营养，促进人群健康，合理分配社会食物资源，规范营养相关社会行为，有效解决社会营养问题，促进社会人力资源健康发展，由国家或地方政府颁布的、以权威形式标准化地规定在一定的历史时期内，国家或地方应该达到的目标、遵循的行动原则、完成的明确任务、实行的工作方式以及采用的一般步骤和具体措施。健康食物环境政策的制定在保证食物供应、改善我国居民的食物环境和营养与健康状况方面发挥重要作用。对已有健康食物环境政策的实施和执行程度进行监测和评估，不仅可以确保政策的落实，保障改善食物环境工作取得有效进展，也可为政策和计划的调整和完善提供科学支持，并为其他相关政策的制定提供借鉴和经验，具有重大意义。

　　国际上已有部分国家采用科学方法对健康食物环境政策进行了评估。在国际现有相关研究中，质量较高的食物营养政策评价工具有健康食物环境政策指数（healthy food environment policy index，Food-EPI）、世界卫生组织（World Health Organization，WHO）全球营养政策评估问卷、挪威 2007—2011 年营养行动计划专题框架等。其中，Food-EPI 应用最为广泛，目前大约 40 个国家应用了这一方法，结果表明 Food-EPI 是衡量食物环境相关政策执行程度的可靠和有力工具，在不同国家背景下的适用性和灵活性均较强。我国目前尚未开展食物营养政策系统和科学的评估研究和报告。

　　本书参照 Food-EPI 方法,紧密结合我国实际,形成了我国食物营养政策评估方法,对我国食物营养政策进行评估,并与其他国家相关政策进行对比和分析,提供了我国食物营养政策制定、落实和执行现状等方面丰富和权威的分析,为政策和计划优化完善提供了科学支持,具有重要的学术和应用价值,值得业界关注和借鉴。

孟庆跃

2025 年 1 月

前　言

　　食物是维持人类生存和健康的物质基础。食物环境是指影响人类选择食品、饮料的因素和条件，包括物理、经济、政策和社会文化环境等。食物环境与人的饮食行为、营养健康状况密切相关。个体对食物的选择等饮食行为会影响其营养健康状况，2017 年全球疾病负担研究显示，不合理的膳食是人群疾病发生和死亡的最主要因素，人类 22% 的死亡与不健康饮食有关，15% 的伤残调整生命年与不健康饮食相关。我国居民中有 310 万人的死亡可以归因于膳食不合理，膳食因素与 30.2% 的人群死亡和 21.3% 的伤残调整生命年密切相关，排序前三位的为高钠饮食、全谷物食物摄入量低以及水果摄入量低。建立健康食物环境有助于改善人们对健康食物的可得性、可及性、可负担性、可接受性以及可适应性，促进个体形成健康饮食行为，可保证获取安全且充足的食物和营养，促进人群健康，合理分配社会食物资源、规范营养相关社会行为、有效解决社会营养问题、促进社会人力资源健康发展。制定食物营养相关政策可促进健康食物环境的形成。例如，制定限制加工食品能量密度和不健康营养物质含量（如盐、饱和脂肪酸、反式脂肪酸、添加糖等）的制度和策略，会影响人们对这些食物成分的摄入情况；建立以消费者为导向的监管系统并将其用于监管食品包装和餐馆菜单上的标签，对人们选择食物有一定的影响；管理不健康食品的促销和营销，会限制不健康食品在人群中的暴露;制定以健康为导向的食物价格政策(如税收和补贴),会影响人群的食物负担能力进而影响对食物的选择;实施健康的食物服务政策和保障健康食物供应的措施,会影响食物的可提供性、可获得性,进而影响人们对食物的选择。

食物营养政策是由国家或地方政府颁布的,以权威形式标准化地规定在一定的历史时期内,国家或地方应该达到的奋斗目标、遵循的行动原则、完成的明确任务、实行的工作方式以及采用的一般步骤和具体措施,包括法律、法规、标准、策略、行动计划和规划、指南等,内容包括在食物成分、食物标签、食物营销、食物价格、食物供应、食物销售、食物贸易、食物管理和食物检测等领域制定的食物营养政策。政府、机构或社区可通过制定或加强有关促进健康饮食行为的公共政策、法规、规章制度等,支持健康食物环境的建立和发展。

我国党和政府历来高度重视食物营养工作,为保证居民的食物供给及营养摄入,改善居民营养健康状况,在不同历史时期制定了相应的健康食物环境相关政策。新中国刚刚成立时,面对自然灾害、食物供应不足和营养不良等棘手问题,提出了种植大豆、实行粮票供给制、"九二米"、"八一面"的粮食加工政策等,有效保证了粮食供应与居民基本营养需求,为全民营养、国民经济发展立下大功,统筹食物分配以及避免由于营养缺乏而导致的营养缺乏性疾病是本阶段食物营养政策的主要作用。改革开放以后,我国食物产量大幅度增长,结束了粮食长期短缺的历史,人民食物消费总量迅速提高,城乡食物消费处于由温饱型向小康型过渡的时期,粮票制度取消,粮食供求开始依据市场经济规律发展,我国居民营养健康状况稳步提升,居民对食物的要求开始由"吃得饱"向"吃得好"转变,调整居民饮食消费习惯和日常饮食结构、改善营养不良相关疾病是本阶段营养政策的主要目的。全国营养与健康调查为发现和解决国民营养健康问题做出了贡献,权威膳食指南以及膳食营养素参考摄入量的制定,为政府制定食物营养政策和慢性病防控措施提供了科学依据。建设小康社会时期，在党和政府的领导下，我国人民生活总体达到小康水平，整个社会向全面建设小康社会迈进，结合社会经济发展状况也制定了一系列食物营养政策、规划、纲要和行动计划。我国食物与营养发展纲要已经逐渐体系化、完整化，由仅关注食物生产、食物消费到逐渐关注居民营养改善的需求、建设现代食物产业体系，再到关注保障食物供给、营养均衡发展、生产与消费统筹协调的整体化发展，发生了巨大转变。在"健康中国"建设时期，我国农产品综合生产能力稳步提高，食物供需基本平衡，食品安全状况总体稳定，居民营养健康状况明显改善。这一阶段营养政策的重点是营造健康环境，推动营养健康产业发展，进一步提升居民和重点人群营养健康素养和水平。在食物营养相关行动计划方面，我国发布或启动并实施了《国民营养计划（2017—2030 年）》《健康中国行动（2019—2030 年）》、"三减三健"（减盐、减油、减糖，健康口腔、健康体重、健康骨骼）全民健康生活方式行动等多项行动计划。

食物营养政策的制定在保证食物供应、改善我国居民食物环境和营养与健康状况发挥重要作用。对已有食物营养政策的实施和执行程度进行监测和评估，也具有重要意义，不仅可以确保政策的落实，保障改善食物环境工作取得有效进展，也可为政策和计划的调整和完善提供科学支持，并为相关政策的制定提供借鉴和经验。但目前我国尚缺乏针对食物营养政策的全面、系统、科学的评估，一方面是对食物营养政策的评估缺乏足够重视，另一方面是缺乏科学的评估方法与指标体系。

健康食物环境政策指数（healthy food environment policy index，Food-EPI）由国际食品和肥胖症/慢性非传染性疾病研究、监测和行动支持网络（International Network for Food and Obesity/Non-communicable Diseases Research, Monitoring and Action Support，INFORMAS）于 2013 年提出，并于 2014 年在新西兰首次实施，目前约 40 个国家应用了这一方法。Food-EPI 方法不断发展，如实施步骤越来越完善、国际最优做法不断更新等，使用这一

方法对各国政策的制定和执行情况进行评估,有助于各国政府在预防肥胖和慢性非传染性疾病方面发挥作用。从长远来看,Food-EPI方法还提供了一个丰富的全球数据库,可用于研究肥胖和慢性非传染性疾病的决定因素,并评估现有政策和新出台政策的影响。

本书参照 Food-EPI 方法,根据我国国情进行调整,对我国食物营养政策进行评估,并与其他国家相关政策进行对比和分析,旨在适时、系统地监测和评估我国食物营养政策制定、落实和执行现状,同时也为政策和计划的调整和完善提供科学支持,为相关政策的制定提供借鉴。

本书分为四章:第一章描述了食物营养政策制定与评估的作用和意义。第二章介绍了食物营养政策评估的框架、应用步骤和评估结果,总结了我国食物营养政策。"组织实施"部分包括组织领导、支撑体系、监测评估、资源支持、统筹协调、将健康融入所有政策6个领域;"政策"部分包括食物成分、食物标签、食物营销、食物价格、食物供应、食物销售、食物贸易7个领域的现状。第三章结合 Food-EPI 方法评估结果,并采用 SWOT 分析法(strengths, weaknesses, opportunities and threats),对我国食物营养政策的优势、劣势、机会、威胁进行了梳理。第四章对我国食物营养政策制定、修订和完善提出建议。本报告将为政府、学校、卫生机构及其他相关部门提供我国食物营养政策现状总结及评估的科学证据,为下一步相关政策的制定和执行提供指导。

由于目前我国食物营养相关政策正在不断完善,发布、执行的政策与日俱增,限于撰写时间仓促,并受水平和经验局限,不足之处在所难免,期盼同行专家与广大读者不吝指正。

马冠生

2025 年 1 月

目　录

第一章
食物营养政策的制定及评估

食物是人类赖以生存和维持健康的物质基础。人们对食物的摄取和消费等饮食行为受到食物环境的影响,制定有助于建立健康食物环境的食物营养政策,可促进个体形成健康饮食行为并促进健康。而对食物营养政策进行评估则有助于确保政策的落实,保障改善食物环境工作取得有效进展,也可为政策和计划的调整和完善提供科学支持,并为相关政策的制定提供借鉴和经验。

第一节　食物营养政策的制定

食物是人类维持生存和健康的物质基础。营养来自人们日常摄入的食物,食物来源于食物环境,人们的饮食行为也会受到食物环境的影响。食物环境涵盖农业(包括畜牧业)、林业、渔业和食品工业的食物生产、收获、加工、分配、消费和处置环节中的所有参与者、与参与者相互关联的增值活动,以及这些环节所嵌入的更广泛的经济、社会、政策和自然环境。食物环境会影响人们对食物的摄入及其饮食行为的形成,进而影响机体健康。

食物环境受很多因素的影响,国家政策、经济水平、社会文化环境,以及食物的种养殖、加工和生产、供给和销售、媒体宣传等都会影响食物环境的形成和发展。其中,政府的政策、行动计划等也属于食物环境的重要影响因素之一。健康食物环境是指有助于保证获取安全、充足的食物和营养以促进人群健康,合理分配社会食物资源,规范营养相关社会行为,有效解决社会营养问题,促进社会人力资源健康发展的食物环境。健康食物环境的形成有利于国家的兴旺发达与民族振兴,还可以改善人类居住环境,让人们能够获得健康和可持续的营养。构建健康食物环境对于改善食物环境和减少肥胖或与饮食有关的慢性非传染性疾病等至关重要。制定食物营养政策,有助于建立并形成健康食物环境,对改善居民营养与健康状况发挥重要作用。

食物营养政策是由国家或地方政府颁布的,以权威形式标准化地规定在一定的历史时期内,国家或地方应该达到的目标、遵循的行动原则、完成的明确任务、实行的工作方式以及采用的一般步骤和具体措施,包括法律、法规、标准、策略、行动计划和规划、指南等,涵盖对于食物成分、食物标签、食物营销、食物价格、食物供应、食物销售、食物贸易、组织领导和监测评估等领域制定的健康食物环境政策。例如,制定限制加工食品的能量密度和不健康的营养物质含量(如盐、饱和脂肪酸、反式脂肪酸、添加糖等)的制度和策略,会影响人们对于这些食物成分的摄入情况;建立以消费者为导向的监管系统并将其用于监管食品包装和餐馆菜单上的标签,对人们选择食物有一定影响;管理不健康食品的促销和营销,可限制不健康食品在人群中的暴露;制定以健康为导向的食物价格政策(如税收和补贴),可影响人们食品负担能力进而影响对食物的选择;实施健康的食品服务政策和保障健康食品供应的措施,会影响食物的可提供性、可获得性,进而影响人们对于食品的选择。

第二节　食物营养政策评估的意义和方法

食物营养政策的制定在保证食物供应、改善我国居民食物环境和营养与健康状况方面发挥重要作用,对已有食物营养政策的实施和执行程度进行监测和评估,具有重要意义。缺乏对健康食物环境政策实施现状和效果的评估,会导致健康食物环境政策的推广和落实遇到挑战和难题,并使得落实工作陷入瓶颈,如可能存在各方权责不明确、缺乏落实方案、缺乏政策落实过程中的协调反馈机制、缺乏政策落实效果的具体评价标准与体系等问题，进而影响已制定政策发挥应有的作用。对健康食物环境政策进行评估，不仅可以确保政策的落实，保障改善食物环境工作取得有效进展，也可为政策和计划的调整和完善提供科学支持，并为相关政策的制定提供借鉴和经验。目前我国尚缺乏针对食物营养政策的全面、系统、科学评估，一方面是由于我国对食物营养政策的评估缺乏足够的重视，另一方面是缺乏科学的评估方法与指标体系。

食物营养政策的评估，在 21 世纪 10 年代开始得到关注和重视，部分国家已采用科学方法对食物营养政策的制定和执行等现状进行了评估。在现有国际相关研究中，质量较高的食物营养政策评价工具有健康食物环境政策指数（Food-EPI）、世界卫生组织（WHO）全球营养政策评估问卷、挪威 2007—2011 年营养行动计划专题框架等。其中，Food-EPI 是由国际食品和肥胖症 / 慢性非传染性疾病研究、监测和行动支持网络（International Network for Food and Obesity/Non-communicable Diseases Research, Monitoring and Action Support, INFORMAS）于 2013 年提出，用于评估各国政府食物环境相关政策的执行程度，填补各国政策与国际最佳做法之间的差距。2014 年，新西兰学者首次采用 Food-EPI 方法评估食物营养政策，目前大约 40 个国家应用了这一方法，包括 5 个亚洲国家、10 个非洲国家、15 个欧洲国家、5 个美洲国家、3 个大洋洲国家。这些国家完成 Food-EPI 实施之后，陆续发表了相关文章及本国的食物营养政策报告，便于研究者在不同国家和政府之间比较相关政策的制定和执行情况。此外，新西兰在 2014 年、2017 年、2020 年三次应用这一方法，评估了新西兰政府在制定和执行食物环境政策，以创造健康食物环境方面的动态变化及进展情况，这也是应用 Food-EPI 最主要的目的。

墨西哥学者采用 Food-EPI 方法评估了墨西哥政府为创造更健康的食物环境而制定的相关政策及实施水平，参与评估的人员包括 36 名学者与社会人士、28 名政府官员以及 6 名企业人员。评估结果显示，执行率最高的指标是与监测有关的指标，而与食物销售相关指标的评级最低。依据评估结果，参与评估的政府官员、学者与社会人士共同商定了九项优先行动，以改善墨西哥的粮食环境。这些应用研究结果表明 Food-EPI 在评估者间信度良好，是衡量食物环境相关政策执行程度的可靠和有力工具，其在不同国家背景下的适用性和灵活性均较强。另有研究采用 Food-EPI 方法评估了欧盟层面的食物营养政策实施情况，包括 26 项政策和 24 项基础设施支持情况，31 名独立学者对欧盟层面的政策和基础设施支持相关指标进行了评级。结果显示，在 26 项政策指标中，65% 的政策被评定为低水平，23% 的政策被评定为极低水平；在 24 项基础设施支持指标中，63% 的指标被评定为中等水平，33% 的指标被评定为低水平。学者向欧盟建议了 18 项政策和 19 项基础设施支持行动。其中，五大优先政策行动包括食物成分领域的三项行动（如制定强制性食物成分目标）、食物价格领域的一项行动和食物营销领域的一项行动；五大优先基础设施支持行动包括领导力领域的三项行动（如制定高级别慢性非传染性疾病预防战略）和监测领域的两项行动，这项研究为欧盟创造健康食物环境应采取的优先行动做出了规定。

Food-EPI 方法也在不断发展，如实施步骤越来越完善、国际最优做法不断更新等。使用这一方法对各国政策制定和执行情况进行评估，将有助于各国政府在预防肥胖和慢性非传染性疾病领域发挥作用。从长远来看，Food-EPI 方法将提供一个丰富的全球数据库，可用于研究肥胖和慢性非传染性疾病的决定因素，并评估现有政策和新出台政策的影响。

第三节　健康食物环境政策指数及其应用

一、健康食物环境政策指数的指标框架

国际食物与肥胖／慢性非传染性疾病研究、监测和行动支持网络（INFORMAS）是一个由公益组织和研究人员组成的全球性网络，致力于帮助各国政府制定和实施有效的食物营养政策，改善食物环境，预防肥胖和慢性非传染性疾病。为了解决"政府在改善食物环境和预防肥胖／慢性非传染性疾病的政策和行动方面取得了多大进展"这一问题，INFORMAS 对减少肥胖和慢性非传染性疾病的权威证据进行收集，这些证据主要来自国际机构（特别是 WHO 和联合国粮食及农业组织）、国家政府机构、全球非政府组织（如欧洲

心脏病学会、世界癌症研究基金会)、专业协会(如国际肥胖研究协会)以及专家咨询组。INFORMAS 在此基础上提出了健康食物环境政策指数的指标框架——Food-EPI,用于比较不同国家、不同时间段的食物环境政策,以促进食物环境的改善。

Food-EPI 将与创造健康食物环境有关的食物营养政策分为"基础设施支持(infrastructure support)"和"政策(policies)"两个部分。"基础设施支持"部分包括一组促进政策制定和实现的领域,即政府的领导力、管理、监测、资金和资源的支持、跨部门协调、将健康融入所有政策 6 个领域。"政策"部分是指针对食物环境的关键方面制定的方针、措施和规定,以创造可获得、容易获得和负担得起健康食物的食物环境,共包括食物成分、食物标签、食物营销、食物价格、食物供应、食物销售、食物贸易和投资 7 个领域(图 1-1)。对于这 13 个领域以及相应的 47 个指标,Food-EPI 提出了"国际最优做法"的实例,这些实例是根据对政策文件的综述和专家咨询提出的。然而,在大多数领域,"国际最优做法"并没有全球认可的统一标准,随着各国政府逐步改进创造健康食物环境的政策,预计这些"国际最优做法"也会逐渐被完善。

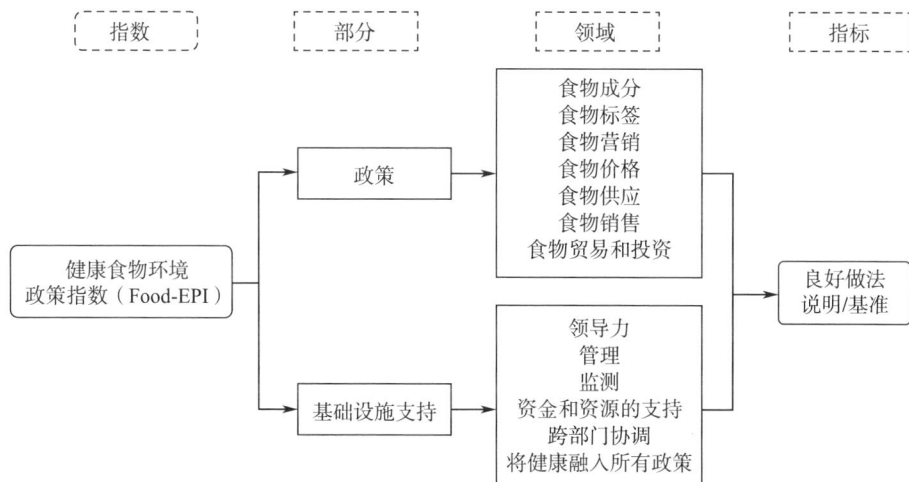

图 1-1 健康食物环境政策指数的框架

二、健康食物环境政策指数的评估步骤

使用 Food-EPI 评估政府关于健康食物环境政策制定和执行程度总共包

括 8 个步骤：环境分析；收集相关政策文件；编写证据文件（如政策和行动的执行情况）；与政府工作人员确认所收集证据的完整性和准确性；邀请专家小组对政策和行动进行打分；根据评分结果确定需要优先采取的行动和措施；提出建议；将评估结果提供给政府、公众和其他利益相关方（图 1-2）。

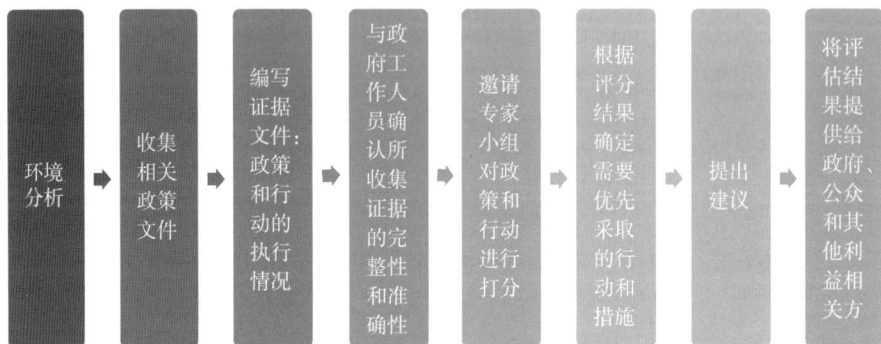

图 1-2　健康食物环境政策指数的评估步骤

三、健康食物环境政策指数的应用情况

2014 年，Food-EPI 在新西兰首次实施，目前大约有 40 个国家应用了这一方法。这些国家完成 Food-EPI 实施之后，陆续发表了相关文章及本国的政策报告，便于研究者在不同国家和政府之间比较相关政策的制定和执行情况。目前有 37 个国家发表了相关出版物，包括 10 个欧洲国家、10 个美洲国家、8 个亚洲国家、6 个非洲国家、3 个大洋洲国家。另外，新西兰在 2014 年、2017 年、2020 年三次应用这一方法，评估了新西兰政府在制定和执行食物环境政策，以创造健康食物环境方面的动态变化及进展情况，这也是应用 Food-EPI 最主要的目的。

第二章
我国食物营养政策及评估

02

本章首先介绍了使用 Food-EPI 评估食物营养政策的指标框架、程序以及目前我国的应用情况。其次，参照 Food-EPI 这一方法，并根据我国国情进行调整，对我国食物营养政策进行评估。

第一节　我国的食物营养政策

我国党和政府历来高度重视食物营养工作，为保证居民的食物供给及营养摄入，改善居民营养健康状况，在不同历史时期，制定了相应的食物营养政策。新中国刚刚成立时，面对自然灾害、食物供应不足和营养不良等棘手问题，提出了种植大豆、实行粮票供给制、"九二米"、"八一面"的粮食加工政策等，有效保证了粮食的稳定供应并保障了居民的基本营养需求，为全民营养、国民经济发展立下大功，而统筹食物分配以及避免由于营养缺乏而导致的营养缺乏性疾病，成为本阶段食物营养政策的主要作用。

改革开放以后，我国食物产量大幅度增长，结束了粮食长期短缺的历史，人民食物消费总量迅速提高，城乡食物消费处于由温饱型向小康型过渡的时期，粮票制度取消，粮食供求开始依据市场经济规律发展，我国居民的营养健康状况开始稳步提升，人们对于食物的要求开始由"吃得饱"向"吃得好"转变，相较于前一阶段单一的营养不良问题，营养过剩与营养不良并存状况在这一阶段显现并有加剧的趋势。因此，调整居民饮食消费习惯和日常饮食结构，改善营养不良相关疾病是本阶段营养政策的主要目的与作用。第一份以营养为核心的营养专项行动计划《中国营养改善行动计划》，提出通过确保充足的食物供应和实施适当的干预措施来减少饥饿、营养不良、蛋白质能量营养不良的发生率，并预防或消除微量营养素缺乏症的总体目标。在调整人民饮食行为和日常饮食结构的问题上，1988 年卫生部出台的《卫生部关于加强营养工作的通知》提出要纠正居民不良的饮食习惯，在消除贫困性营养疾病的同时，减少富裕性营养疾病的发生。全国营养与健康调查为发现和解决国民营养健康问题作出了贡献，权威膳食指南以及膳食营养素参考摄入量的制定，为国家制定食物营养政策和慢性病防控措施提供了科学依据。

建设小康社会时期，在党和政府的领导下，人民生活总体达到小康水平，整个社会向全面建设小康社会迈进。结合社会经济发展状况，我国制定了一系列食物营养政策、规划、纲要和行动计划，此阶段食物营养政策的核心目标是保障食品安全、推动营养立法，保证居民特别是重点人群合理的食物与营养素摄入，平衡城乡之间的营养不均，以及降低营养不良和肥胖的发生率。在食物营养规划纲要方面，发布了引导我国食物生产、加工及消费的纲领性文件，我国食物与营养发展纲逐渐体系化、完整化，由仅关注食物生产、食物消费到逐渐关注居民营养改善的需求，建设现代食物产业体系，再到关注保障食物供给、营养均衡发展、生产与消费统筹协调的整体化发展，发生了巨大转变。

《中华人民共和国食品安全法》从食品安全标准、食品生产经营和食品检验方面对居民食品安全进行保障。《营养改善工作管理办法》从营养监测、营养教育、营养指导、营养干预等方面规范了营养领域的发展，为提高居民营养质量与健康水平提供了政策保障。2011 年卫生部发布了《预包装食品营养标签通则》（GB 28050—2011），通过明确预包装食品上的营养信息，有助于消费者通过营养标签获得清晰科学的营养信息，促进其膳食的合理选择。为改善居民特别是重点人群如儿童的营养摄入，同时改善农村地区儿童营养不良状况，2011 年国务院办公厅发布《国务院办公厅关于实施农村义务教育学生营养改善计划的意见》（国发办〔2011〕54 号），让全国 4000 余万学生受益的学生营养改善计划正式启动。此外，自 2013 年起，国家卫生计生委员会（2018 年更名为国家卫生健康委员会）与中华全国妇女联合会在全国 21 个省份的 300 个集中连片特殊困难县实施贫困地区儿童营养改善项目，使用营养包等措施改善儿童营养状况，此后项目实施范围逐步扩大至 22 个省（自治区、直辖市）832 个县。截至 2023 年，该儿童营养改善项目累计惠及脱贫地区 1928 万名婴幼儿。在控制肥胖领域，《中国儿童发展纲要（2011—2020 年）》于 2011 年首次将控制超重 / 肥胖作为目标之一。在健康中国建设时期，我国农产品综合生产能力稳步提高，食物供需基本平衡，食品安全状况总体稳定，居民营养健康状况明显改善。这一阶段营养政策的重点是营造健康环境，推动营养健康产业发展，进一步提升居民和重点人群营养健康素养和营养健康水平。在食物营养相关行动计划方面，我国发布 / 启动并实施了《国民营养计划（2017—2030 年）》《健康中国行动（2019—2030 年）》、"三减三健" 全民健康生活方式等多项行动计划。作为新时期最重要的国家级健康战略，《"健康中国 2030" 规划纲要》以 "健康优先、改革创新、科学发展和公平公正" 为原则，以 "共建共享、全民健康" 为主题，以 "人民健康" 为核心，在社会、行业和个人三个层面共同努力，要求到 2030 年实现 "人民健康水平持续提升、主要健康危险因素得到有效控制、健康服务能力大幅提升、健康产业规模显著扩大以及促进健康的制度体系更加完善" 这五个目标共 13 个指标。《国民营养计划（2017—2030 年）》从营养法规、营养能力建设、营养监测、营养科普等七个方面提供策略，并制定包括生命早期 1000 天、学生、老年人等营养改善在内的六个重大行动，全年龄段保障人民群众营养安全。《健康中国行动（2019—2030 年）》通过十八个专项行动、140 个指标规范了《"健康中国 2030" 规划纲要》的全面落实过程。2020 年我国出台的《餐饮食品营养标识指南》《营养健康食堂建设指南》和《营养健康餐厅建设指南》，为营造营养健康的外出就餐环境提供了指导意见。

　　食物营养政策的制定在保证食物供应，改善我国居民食物环境和营养与健康状况上发挥重要作用，对已有食物营养政策的实施和执行程度进行监测和评估，可保障食物营养政策的落实，为政策调整、制定和完善提供科学依据，但目前尚缺乏针对我国食物营养政策的全面、系统、科学的评估。

第二节　我国食物营养政策的评估方法

本报告参照 Food-EPI 的框架和程序,并根据我国国情进行调整和细化,对我国健康食物环境政策进行评估,并与国际最优做法进行对比和分析,旨在适时、系统地监测和评估我国健康食物环境政策制定、落实和执行现状,同时可为政策和计划的调整与完善提供科学支持,为相关政策的制定提供借鉴。

在 Food-EPI 基础上,经过大量的文献翻译、专家咨询和课题组成员讨论,确定了我国食物营养政策评估的方法,包括指标框架和步骤等。与 Food-EPI 相比,根据我国国情,做出以下调整。

1. 根据我国国情,参考《国民营养计划(2017—2030 年)》《"健康中国 2030"规划纲要》《中国食物与营养发展纲要(2014—2020 年)》等政策文件,对 Food-EPI 各部分、各领域指标的描述进行了调整。同时,考虑到"组织实施"部分的重要性,故将其移到"政策"部分之前。

2. 对政策文件、国际最优做法的收集方法进行了细化,包括明确检索的类型、来源和纳入标准等。

3. 在证据文件的确认上,采用专家小组讨论代替深度访谈方法;邀请在公共卫生领域、食物营养政策领域具有丰富经验的专家和政府工作人员对证据文件进行确认。

4. 根据评分结果,并结合我国健康食物环境政策 SWOT 分析,提出改善我国食物营养政策的建议。

一、我国食物营养政策评估的指标框架

我国食物营养政策的评估包括两个部分 13 个领域共 47 个指标。评估的指标框架如图 2-1 所示。

"组织实施"部分包括组织领导、支撑体系、监测评估、资源支持、统筹协调、将健康融入所有政策 6 个领域。以下简要讨论每个领域,并在附录 1 中总结了相应的 24 个指标。

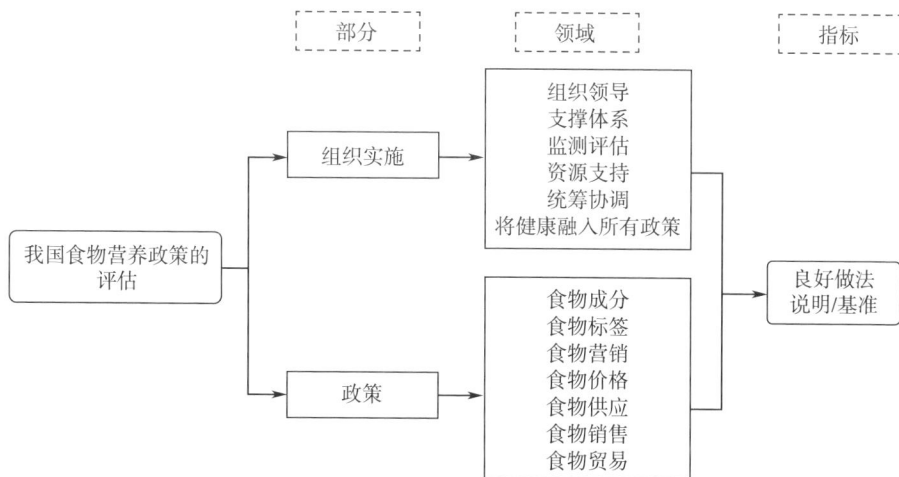

图 2-1　我国食物营养政策评估的指标框架

1.**组织领导**　组织领导是指政治领导层为营养政策的制定与执行提供坚定支持,包括确立清晰的愿景、制定全面的规划、进行有效的沟通、确保严格的执行和开展系统的评估。其目的是营造健康饮食的环境,改善公众营养状况,减少与饮食相关的健康不平等现象。

2.**支撑体系**　支撑体系是政府为确保透明度和问责制而建立的结构,旨在鼓励社区在政策的制定和实施过程中广泛参与和融入,以构建健康的食物环境,提升公众营养水平,减少与饮食相关的健康不平等现象。

3.**监测评估**　监测评估是一种由政府主导的系统性行动,涉及全国范围内定期进行的监测、评估、研究和报告活动。旨在全面评估食物环境、人口营养状况、与饮食相关的慢性非传染性疾病及其分布不平等问题,并跟踪营养和健康计划目标的实现情况。

4.**资源支持**　资源支持是指政府为促进人群营养、预防肥胖和与饮食相关的慢性非传染性疾病所提供的资源,但不包括所有一对一的促进项目(如初级卫生保健、产前服务、母婴护理等)、食品安全、微量营养素缺乏和营养不良。

5.**统筹协调**　统筹协调是指政府各部门、各级政府机构以及其他利益相关方(包括非政府组织、私营企业和学术界)之间建立的合作平台和协同工作机制。旨在确保在改善食物环境、提升人口营养水平、预防和减少与饮食相关的慢性非传染性疾病及其不平等现象方面,食物营养政策和行动的一致性、效率和有效性。

6. 将健康融入所有政策 "将健康融入所有政策"是一种政府策略,旨在确保制定政策时,无论是食物政策还是其他领域的政策,都优先考虑人群营养和健康成果。

"政策"部分是针对食物环境的关键方面制定的,以创造可获得、易获得和负担得起健康食物的食物环境,包括食物成分、食物标签、食物营销、食物价格、食物供应、食物销售、食物贸易 7 个领域。以下简要讨论每个领域,并在附录 1 中总结了相应的 23 个指标。

1. 食物成分 食物成分领域政策评估的关键是政府是否构建了一套有效的制度框架,以限制加工食物的能量密度以及其中不健康成分的含量,包括但不限于盐、饱和脂肪酸、反式脂肪酸和添加糖等。

2. 食物标签 食物标签领域政策评估的关键集中在政府是否建立了以消费者为中心的监管框架,并有效利用这一框架对食物包装和餐馆菜单上的食物标签进行监管,以确保消费者在购买和食用食物时能够做出明智的选择。

3. 食物营销 食物营销领域政策评估的关键是政府是否通过全面而周密的管理措施,降低不健康食物营销对儿童的影响。

4. 食物价格 食物价格领域政策评估的关键集中在国家的食物价格政策(如税收和补贴)是否与国家的健康战略相呼应,降低健康食物的购买价格,提高健康食物的可负担性。

5. 食物供应 食物供应领域政策评估的关键集中在政府能否通过政策与行动保障健康食物的供应,以及提升消费者对于健康食物的选择。

6. 食物销售 食物销售领域政策评估的关键集中在政府是否制定了有效措施,以保障健康食物的充足供应并限制不健康食物的流通,包括限制社区(门店密度和位置)和商店(产品放置)中不健康食品的供应。

7. 食物贸易 食物贸易领域政策评估的关键集中在政府签署贸易和投资协定时,是否坚守保护国家食物主权和环境的原则,并努力将卫生和农业政策相结合,以健康为核心,确保国家食物环境的良性发展。

二、我国食物营养政策评估的步骤

我国食物营养政策评估主要包括7个步骤,如图2-2所示。

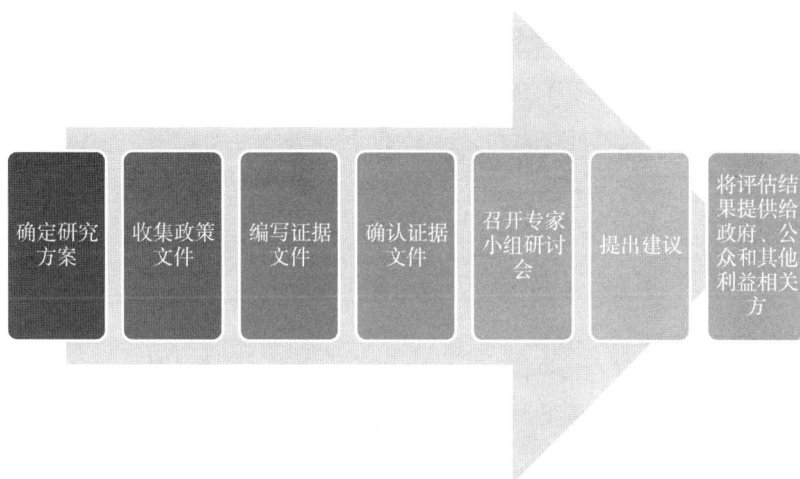

图2-2 我国食物营养政策评估的步骤

1. **确定研究方案** 将Food-EPI的指标和方法翻译成中文。翻译由具有海外学习经验的研究人员完成,然后经专家咨询确认。经过大量的文献翻译、专家咨询和课题组成员讨论,确定本研究方案。

2. **收集政策文件** 按照47个指标要求,于2019年8月—2024年6月之间收集我国健康食物环境的相关政策。政策文件包括法律法规、行动计划、标准、指南和倡议等。通过检索政府网站包括中国政府网、国家卫生健康委员会官方网站、中华人民共和国农业农村部官方网站,学术机构网站如中国疾病预防控制中心营养与健康所官方网站,非政府组织网站如中国烹饪协会和中国食品工业协会官方网站,学术搜索引擎如中国知网、万方数据知识服务平台,非学术搜索引擎如百度等进行政策收集。

政策纳入标准:政策文件应为中文,纳入的政策为我国(国家或当地)现行的食物营养政策。政策收集小组由六名研究人员组成,每个指标由两名研究人员独立完成。

3. **编写证据文件** 政策收集完成之后由研究人员汇编成一份证据文件

草稿,涵盖 47 个指标的现有政策及其执行程度,包括颁布日期、监测情况、实施情况、目标完成情况等。本报告纳入的主要政策共 67 项,作为后续评估的依据。纳入政策均为我国现行食物营养政策,包括指南和倡议、标准、行动计划、法律法规等,具体内容见附录 2。

同时,证据文件中还包括作为"基准"的国际最优做法示例,是基于 INFORMAS 秘书处编制的文件 *benchmarking food environments 2017: progress by the New Zealand government on implementing recommended food environment policies & priority recommendations* 完成的。该文件是 INFORMAS 秘书处利用世界癌症研究基金会开发的国际粮食政策行动数据库"NOURISHING"汇编而成。研究团队通过文献检索对这些最优做法示例进行了更新。

4. **确认证据文件** 证据文件草稿完成后,研究团队邀请十名专家和政府工作人员对文件的完整性和准确性进行确认。专家咨询会议通过线上会议进行,研究团队总共进行了两轮咨询会议,直到专家和政府工作人员没有新的修改意见提出。

5. **召开专家小组研讨会** 成立专家小组,邀请其参加研讨会,对我国现有健康食物环境政策进行评估。专家小组的纳入标准:在食物营养政策领域具有工作经验,来自独立的非政府组织或机构。总共有 13 名公共卫生专家参加了此次研讨会的政策评分,回收评分表 13 份,回收率 100%。其中 3 名专家来自高校,5 名专家来自国家及地方疾病预防控制中心,1 名专家来自中国营养学会,4 名专家来自其他研究机构,专家的代表性较好。13 名专家中 9 人具有高级职称,4 人具有副高级职称,且均在各自领域从业 10 年以上,专家权威程度较高,评分结果的可信性强。

在研讨会开始之前,通过邮件将会议材料发给各位专家,包括方法学概述、证据文件和评分表。

(1)评分方法及程序:在每一个指标评分之前,向专家展示两张幻灯片,第一张幻灯片展示我国政府制定的相关政策,第二张幻灯片展示国际最优做法的示例。之后,要求专家根据展示的证据进行评分。目前政策制定及执行情况的打分范围为 1~5 分,表示我国目前政策的制定和实施情况与国际最优做法相比的实现程度,具体评分标准如下。

5 分，指我国相关政策充足，与国际最优做法相比实现程度达到 80%～100% 或者更优。

4 分，指我国相关政策较充足，与国际最优做法相比实现程度达到 60%～80%。

3 分，指我国相关政策不太充足，与国际最优做法相比实现程度达到 40%～60%。

2 分，指我国相关政策不充足，与国际最优做法相比实现程度达到 20%～40%。

1 分，指我国无相关政策，或者相关政策很少，与国际最优做法相比实现程度小于 20%。

（2）计算我国食物营养政策评估总得分：根据各指标的专家评分结果，将两个组成部分内各领域的所有指标合并为一个汇总指数，即最终的 Food-EPI 得分。具体计算过程如下。

1）计算各指标的平均得分，计算公式为：该指标的平均得分 $= \dfrac{\text{专家}1+\text{专家}2+\text{专家}3+\cdots+\text{专家}13}{13}$。然后，依据平均得分计算该指标代表的政策制定和执行程度的百分比（平均得分 $/5 \times 100\%$），例如，某指标的平均得分为 3.0 分，则该指标政策的制定和执行程度为 60%。

2）各指标的权重为 1，将各指标的得分相加，计算每个领域的平均分数，计算公式为：该领域的平均得分 $= \dfrac{\text{指标}1+\text{指标}2+\cdots+\text{指标}n}{n}$，其中 $n=$ 该领域的指标个数。然后，依据平均得分计算该领域代表的政策制定和执行程度的百分比（平均得分 $/5 \times 100\%$）。例如，某领域的平均得分为 3.0 分，则该领域政策的制定和执行程度为 60%。

3）各领域的权重为 1，将各领域的得分相加，得到"政策"部分和"组织实施"部分的总得分，计算公式为：该部分的得分 $=$ 领域 1+ 领域 2+···+ 领域 n，其中 $n=$ 该部分的领域个数。然后，依据得分计算该部分代表的政策制定和执行程度的百分比（得分 / 总分 $\times 100\%$）。例如，"政策部分"总共有 23 个指标，该部分的总分为 $23 \times 5=115$ 分，如果该部分的得分为 80 分，则该部分政策的制定和执行程度为 69.6%。

4）各部分的权重为 1，将两个部分的得分相加，得到政府为创建健康食物环境制定的政策执行水平的总体得分，计算公式为：Food-EPI 得分 ＝"组织实施"部分得分 ＋"政策"部分得分。然后，依据得分计算我国政策制定和执行程度的百分比。Food-EPI 共有 47 个指标，总分为 47 × 5=235 分，如果我国的得分为 180 分，则我国政策的制定和执行程度为 76.6%。

5）最后，依据计算的百分比结果确定各指标、领域、部分及总体政策制定和执行程度的等级：＞ 75% 为高水平，50%～75% 为中等水平，25%～50% 为低水平，＜ 25% 为极低水平。例如，某指标政策的制定和执行程度为 60%，则该指标政策制定和执行程度的等级为中等。

6. **提出建议**　根据评分结果，结合我国健康食物环境政策 SWOT 分析，对我国食物营养政策制定、修订和完善提出建议，旨在共建健康食物环境，共促人人健康。

7. **将评估结果提供给政府、公众和其他利益相关方**　将 Food-EPI 的得分情况、提出的建议等反馈给政府、公众和其他利益相关方，以促进政策实施。

第三节　我国食物营养政策的评估结果

本节主要介绍我国食物营养政策的评估结果，包括各领域、指标的得分情况及评分依据等。本节第一部分总体描述了我国食物营养政策的得分情况；第二～十四部分中，首先对每一领域的定义、该领域及其下各指标的得分情况进行概述，然后对各个指标，按照定义、得分情况、国内证据、国际最优做法举例的格式编写，其中国内证据和国际最优做法举例是对该指标评分的依据。政府可以使用从自愿到强制的一系列政策，包括指南和倡议、标准、行动计划、法律法规等，具有不同的约束力。国内证据部分的内容分别按照法律法规、行动计划、国家标准、推荐性指南等分类对我国健康食物环境相关政策进行总结。

一、我国食物营养政策的评估情况

整体来看，与国际最优做法相比，我国食物营养政策的制定和执行程度属于中等水平。

"组织实施"部分相关政策的制定和执行程度属于中等水平,其中组织领导、监测评估 2 个领域政策的制定和执行程度为高水平,占所有领域的33.3%;统筹协调、资源支持、支撑体系、将健康融入所有政策 4 个领域政策的制定和执行程度为中等水平,占所有领域的 66.6%(表 2-1)。

"政策"部分相关政策的制定和执行程度属于中等水平,其中食物标签、食物供应、食物贸易、食物价格、食物成分 5 个领域政策的制定和执行程度为中等水平,占所有领域的 71.4%;食物销售、食物营销 2 个领域政策的制定和执行程度为低水平,占所有领域的 28.6%(表 2-1)。

表 2-1　我国食物营养政策的评估情况

部分	等级[a]
组织实施部分	中等水平
组织领导	高水平
支撑体系	中等水平
监测评估	高水平
资源支持	中等水平
统筹协调	中等水平
将健康融入所有政策	中等水平
政策部分	中等水平
食物成分	中等水平
食物标签	中等水平
食物营销	低水平
食物价格	中等水平
食物供应	中等水平
食物销售	低水平
食物贸易	中等水平

注:[a] 指依据政策制定和执行程度的百分比确定各指标、领域政策制定和执行程度的等级,> 75%为高水平,50%~75%为中等水平,25%~50%为低水平,< 25%为极低水平。

在"组织实施"部分的 24 个指标中,政策制定和执行程度为高水平的指标占所有指标的 37.5%,政策制定和执行程度为中等水平的指标占所有指标的 62.5%,没有指标的政策制定和执行程度为低水平或极低水平(表 2-2)。

在"政策"部分的 23 个指标中,政策制定和执行程度为高水平的指标占所有指标的 4.3%,政策制定和执行程度为中等水平的指标占所有指标的 73.9%,

政策制定和执行程度为低水平的指标占所有指标的 21.7%，没有指标的政策制定和执行程度为极低水平（表 2-2）。

表 2-2　我国食物营养政策不同指标的得分情况

组织实施部分的指标	等级[a]	政策部分的指标	等级[a]
组织领导		食物成分	
组织领导指标 1	高水平	食物成分指标 1	中等水平
组织领导指标 2	高水平	食物成分指标 2	中等水平
组织领导指标 3	高水平	食物标签	
组织领导指标 4	高水平	食物标签指标 1	高水平
组织领导指标 5	中等水平	食物标签指标 2	中等水平
支撑体系		食物标签指标 3	中等水平
支撑体系指标 1	中等水平	食物标签指标 4	中等水平
支撑体系指标 2	中等水平	食物营销	
支撑体系指标 3	中等水平	食物营销指标 1	低水平
支撑体系指标 4	中等水平	食物营销指标 2	低水平
监测评估		食物营销指标 3	中等水平
监测评估指标 1	高水平	食物价格	
监测评估指标 2	高水平	食物价格指标 1	中等水平
监测评估指标 3	高水平	食物价格指标 2	低水平
监测评估指标 4	高水平	食物价格指标 3	中等水平
监测评估指标 5	中等水平	食物价格指标 4	中等水平
监测评估指标 6	中等水平	食物供应	
资源支持		食物供应指标 1	中等水平
资源支持指标 1	中等水平	食物供应指标 2	中等水平
资源支持指标 2	中等水平	食物供应指标 3	中等水平
资源支持指标 3	中等水平	食物供应指标 4	中等水平
统筹协调		食物销售	
统筹协调指标 1	中等水平	食物销售指标 1	低水平
统筹协调指标 2	中等水平	食物销售指标 2	中等水平
统筹协调指标 3	中等水平	食物销售指标 3	低水平
统筹协调指标 4	高水平	食物销售指标 4	中等水平
将健康融入所有政策		食物贸易	
将健康融入所有政策指标 1	中等水平	食物贸易指标 1	中等水平
将健康融入所有政策指标 2	中等水平	食物贸易指标 2	中等水平

注：[a] 指依据政策制定和执行程度的百分比确定各指标政策制定和执行程度的等级，> 75% 为高水平，50%～75% 为中等水平，25%～50% 为低水平，< 25% 为极低水平。

二、组织领导

组织领导是指政治领导层为营养政策的制定与执行提供坚定支持,包括确立清晰的愿景、制定全面的规划、进行有效的沟通、确保严格的执行和开展系统的评估。其目的是营造健康饮食环境,改善公众营养状况,减少与饮食相关的健康不平等现象。在政府和商业领域,组织领导被普遍认为是成功的关键,其核心在于人力资源的有效利用、成本效益的优化以及工作效能的全面提升。组织领导的重要性体现在政府能否在政策规划、制定、沟通、执行和评估各环节提供有力支持,从而构建健康的食物环境,提升公众营养水平,并促进食物获取的公平性。

通过对我国组织领导领域的五个指标进行综合评估,该领域相关政策的制定和执行程度为高水平,详见表 2-3。

表 2-3　组织领导领域的得分情况

领域及指标	等级[a]
组织领导	高水平
组织领导指标 1	高水平
组织领导指标 2	高水平
组织领导指标 3	高水平
组织领导指标 4	高水平
组织领导指标 5	中等水平

注:[a] 指依据政策制定和执行程度的百分比确定各指标、领域政策制定和执行程度的等级,> 75%为高水平,50%～75%为中等水平,25%～50%为低水平,< 25%为极低水平。

(一)组织领导指标 1

组织领导指标 1 主要评估政府(正国级领导层)在优化食物环境、提升公众营养状况以及减少与饮食相关的慢性非传染性疾病方面是否提供了坚定、公开且透明的支持。

1.国际最优做法

许多国家和地区都在改善营养环境和促进公众健康方面提供了强有力的政治支持。

（1）美国：纽约前市长迈克尔·布隆伯格（Michael Bloomberg）将食品政策置于优先位置，并推出了一系列具有前瞻性的政策举措，包括健康"雄鹿"（health bucks）计划、限制反式脂肪的使用、成立肥胖问题专案小组、对含糖饮料实施限制，并举办各种公益宣传活动。他展现出了持续的、强有力的领导，并致力于探索创新方法以及推动跨部门合作。

（2）巴西：巴西卫生部部长在制定新的膳食指南时发挥了领导作用。这些指南与全球大多数国家制定的膳食指南有显著差异，但与一些最常被提倡的健康饮食建议保持一致。

2. 我国证据

中华人民共和国国务院作为中央人民政府，是国家的最高执行机关和最高行政机关。国务院明确要求全国各级单位牢固树立和贯彻落实新发展理念，将人民健康置于首位，并着重发展普及营养知识、提升服务质量、完善健康制度、营造健康环境和发展健康产业。国务院强调营养健康政策应融入各领域，不断满足人民对健康的期望，提升国民健康水平，为构建健康中国奠定坚实基础。

习近平总书记强调："健康是促进人的全面发展的必然要求，是经济社会发展的基础条件，是民族昌盛和国家富强的重要标志，也是广大人民群众的共同追求。"自党的十八大以来，总书记秉持以人民为中心的发展理念，亲自擘画并推进健康中国战略，将人民健康置于优先发展的战略地位，全面、全程保障人民健康，为中华民族伟大复兴的中国梦筑就了坚实的健康基础。2016年8月19—20日，全国卫生与健康大会在北京举行。中共中央总书记、国家主席、中央军委主席习近平出席会议并发表重要讲话，提出"要把人民健康放在优先发展的战略地位"，顺应民众关切，对"健康中国"建设作出全面部署。中共中央政治局常委悉数出席此次大会，反映出高层对卫生健康工作的高度重视。

2020年5月6日，习近平总书记主持召开中共中央政治局常委会会议时强调："要坚持预防为主，创新爱国卫生运动的方式方法，推进城乡环境整治，完善公共卫生设施，大力开展健康知识普及，提倡文明健康、绿色环保的生活方式。"

2020 年 5 月 24 日，习近平总书记参加十三届全国人大三次会议湖北代表团审议时指出："新时代开展爱国卫生运动，要坚持预防为主，创新方式方法，推进城乡环境整治，完善公共卫生设施，大力开展健康知识普及，倡导文明健康、绿色环保的生活方式，把全生命周期管理理念贯穿城市规划、建设、管理全过程各环节，加快建设适应城镇化快速发展、城市人口密集集中特点的公共卫生体系，深入持久开展农村人居环境整治。"

2020 年 6 月 2 日，习近平总书记主持召开专家学者座谈会时指出："爱国卫生运动是我们党把群众路线运用于卫生防病工作的成功实践。要总结新冠肺炎疫情防控斗争经验，丰富爱国卫生工作内涵，创新方式方法，推动从环境卫生治理向全面社会健康管理转变，解决好关系人民健康的全局性、长期性问题。"

2023 年 5 月 31 日，习近平总书记在北京育英学校考察时指出："体育锻炼是增强少年儿童体质最有效的手段。现在生活条件好了，孩子们不是要吃得胖胖的，而是要长得壮壮的、练得棒棒的。体育锻炼要从小抓起，体育锻炼多一些，'小胖墩''小眼镜'就少一些。"

- 法律法规

根据《中华人民共和国食品安全法》相关规定，为了确保食品安全法的有效实施并加强对食品安全工作的统一领导，2010 年 2 月 6 日，我国决定成立国务院食品安全委员会。该委员会作为国务院在食品安全工作中的高级议事协调机构，负责对食品安全工作进行宏观指导、综合协调和监督检查，以确保食品安全工作的顺利开展。

- 纲要、行动

为推动健康中国的建设并提升国民健康水平，中共中央和国务院在 2016 年 10 月 25 日印发并实施了《"健康中国 2030"规划纲要》。该规划纲要强调，要坚持正确的卫生与健康工作方针，遵循健康优先、改革创新、科学发展、公平公正的原则，以提升人民群众的健康水平为核心目标。规划纲要以体制机制改革创新为驱动力，从影响健康的多方面因素着手，重点推进健康生活的普及、健康服务的优化、健康保障的完善、健康环境的建设以及健康产业的发展。

· 规范性文件

为确保粮食安全,我国实行"米袋子"省长负责制和"菜篮子"市长负责制。国务院印发的《关于压实"菜篮子"市长负责制 做好农产品稳产保供工作的通知》明确要求:地方政府必须严格执行属地支撑体系责任。地方政府,尤其是市级政府,应将确保"菜篮子"产品的稳定生产和供应视为一项关键的政治任务,认真落实"菜篮子"市长负责制,确保辖区内的蔬菜、肉类、蛋类、奶制品和水产品等农产品的供应稳定。国务院印发的《关于建立健全粮食安全省长责任制的若干意见》强调,各地区、各部门须深刻理解粮食安全的重要性与复杂性,增强责任意识,将粮食安全置于经济社会发展的核心位置,作为民生保障的基础工作,持续发力,坚定不移。各省级政府须承担起本区域粮食安全的主体责任,全面提升粮食的生产、储备和流通能力。

(二)组织领导指标 2

组织领导指标 2 主要评估政府是否制定了明确的人群营养素摄入量目标,以达到 WHO 或本国的推荐水平。

1.国际最优做法

多数国家根据自身国情设定了人群营养素目标摄入量,并通过定期调整与修改指标,以及出台相应的政策与行动逐渐达到 WHO 或本国推荐的营养素摄入水平。

(1)巴西:《巴西应对慢性非传染性疾病的战略行动计划(2011—2022年)》(*the strategic action plan for confronting NCDs in Brazil, 2011—2022*)制定了具体目标,包括在 2010—2022 年期间将水果和蔬菜消费量从 18.2% 增加到 24.3%,以及将平均盐摄入量从 12g 减少至 5g。

(2)英国:英国政府在 2015 年 7 月采纳了营养咨询委员会的建议,规定糖的能量摄入不超过每日总能量摄入的 5%,并提出降低糖摄入量的策略和干预措施。

2.本国证据

· 纲要、行动

《健康中国行动(2019—2030 年)》的"合理膳食行动"中,提出了一系列具体的营养目标,如提倡人均每日食盐摄入量不高于 5g,成人人均每日食用油摄入量不高于 25～30g，人均每日添加糖摄入量不高于 25g，蔬菜和水果每日摄入量不低于 500g，每日摄入食物种类不少于 12 种、每周不少于 25 种。

《中国食物与营养发展纲要（2014—2020 年）》《中国食物与营养发展纲要（2025—2030 年）》也提出了食物消费量和营养素摄入量的目标，为我国营养发展提供了明确的方向。

● 计划

《国民营养计划（2017—2030 年）》明确了提高 0～6 月龄婴儿纯母乳喂养率至 50% 以上，以及全国人均每日食盐摄入量降低 20% 的目标。

● 推荐性指南

2022 年 4 月，中国营养学会发布的最新版《中国居民膳食指南（2022）》为不同年龄段人群和特殊人群提供了详细的膳食摄入量建议，包括备孕女性、孕期妇女、哺乳期妇女、0～6 月龄婴儿、7～24 月龄婴幼儿、学龄前儿童、学龄儿童、一般老年人、高龄老年人和素食人群。

中国营养学会在 2000 年首次发布了《中国居民膳食营养素参考摄入量》（dietary reference intakes，DRIs），并在 2013 年进行了更新，融入了国内学者的研究成果，并提出了与慢性病相关的营养建议。2023 年，中国营养学会再次对 DRIs 进行修订，主要的修改包括更新了一些营养素推荐摄入量，为不同人群提供了个性化建议，设定了与慢性病相关营养素的摄入上限，并扩展了对特殊人群的营养建议，以促进健康和预防疾病。

（三）组织领导指标 3

组织领导指标 3 主要评估政府是否制定并实施了清晰、易于理解且基于科学证据的膳食指南。

1. 国际最优做法

许多国家根据自身国情制定并发布了膳食指南，以指导和规范国民的饮食习惯。巴西：巴西膳食指南不仅关注食物本身，还从文化、伦理和环境的角度出发，推荐以天然或微加工食品为基础，减少烹饪中油、脂肪、盐和糖的使用，并警惕食品营销和广告。

2.本国证据

• 国家指南

2022年4月，中国营养学会发布了最新版的《中国居民膳食指南（2022）》，指南提供了符合我国居民营养健康状况和基本需求的膳食建议，并为不同人群制定了特定的膳食指南。2022年5月，中国营养学会发布了《中国学龄儿童膳食指南（2022）》。该指南在《中国居民膳食指南（2022）》的基础上，针对学龄儿童膳食指导提供了更详尽的信息，涵盖6～10岁、11～13岁、14～17岁不同年龄阶段学龄儿童的平衡膳食宝塔和平衡膳食算盘，以及学龄儿童各类食物的建议摄入量。该指南在学龄儿童健康饮食行为的培养上发挥着关键指导作用。

（四）组织领导指标4

组织领导指标4主要评估政府是否建立了一套全面、透明、科学的政策执行计划，以改善国内食物环境，并明确计划中各项目的优先级。

1.国际最优做法

许多国家与组织都建立了一套全面、透明、科学的政策执行计划，来保障食物环境政策与行动落实，提升区域内消费者的营养健康水平。欧盟：《2015—2020年欧洲粮食和营养行动计划》（*the European food and nutrition action plan 2015—2020*）概述了明确的战略目标、指导原则、优先事项和工具。该计划与WHO全球行动计划和《目标1-创造健康的食物和饮料环境》保持一致，并提出了明确的政策和计划行动。

2.本国证据

• 纲要、行动

推动"健康中国2030"战略的重要文件包括《健康中国行动（2019—2030年）》《中国食物与营养发展纲要（2014—2020年）》《中国食物与营养发展纲要（2025—2030年）》等，在这几个政策文件中均对改善食物环境提出了具体计划与执行策略，包括合理膳食行动、妇幼健康促进活动和中小学健康促进行动。

• 计划

为贯彻落实《"健康中国2030"规划纲要》，提高国民营养健康水平，中共中央、国务院于 2017 年 7 月 13 日印发并实施了《国民营养计划（2017—2030年）》，主要概述了明确的指导思想、基本原则、主要目标、实施策略及与促进健康相关的重大行动。

（五）组织领导指标 5

组织领导指标 5 主要评估政府在制定政策和行动计划时是否优先考虑饮食、营养、肥胖和相关慢性非传染性疾病等问题。

1. 国际最优做法

许多国家都在食物环境政策制定的过程中优先考虑饮食、营养、肥胖和相关慢性非传染性疾病等方面的问题，并将提升饮食质量、减少肥胖、预防相关慢性非传染性疾病作为工作重心。澳大利亚：《国家土著改革协议：缩小差距》(*the national indigenous reform agreement: closing the gap*)是澳大利亚联邦与州和地区之间的协议，旨在缩小土著居民与其他澳大利亚人在健康方面的差距，其中将超重和肥胖的患病率作为绩效指标。

2. 本国证据

• 纲要、行动

《"健康中国 2030"规划纲要》强调了全民健康的重要性，并提出了加强重点人群健康服务的目标：提高妇幼健康水平、促进健康老龄化、维护残疾人健康。

《中国食物与营养发展纲要（2014—2020 年）》明确了下一步工作的重点区域和重点人群，如孕产妇与婴幼儿、儿童、青少年、老年人等。《中国食物与营养发展纲要（2025—2030 年）》指出要倡导文明健康生活方式，形成更加平衡健康的膳食营养结构，满足人民群众日益增长的营养与健康需求，并将传承和推广健康饮食文化作为重点任务之一。

《中国妇女发展纲要（2011—2020 年）》明确提出了提高妇女营养水平的目标，并强调了大力开展健康和营养知识宣传、普及和教育的重要性，同时倡导科学、合理的膳食结构和习惯。

• 计划

《国民营养计划（2017—2030 年）》指出，针对重点人群开展生命早期1000 天营养健康行动、学生营养改善行动、老年人群营养改善行动等；针对重点地区开展贫困地区营养干预行动。

三、支撑体系

支撑体系是政府为确保透明度和问责制而建立的结构,旨在鼓励社区在政策制定和实施过程中广泛参与和融入,以构建健康的食物环境,提升公众营养水平,减少与饮食相关的健康不平等现象。有效的支撑体系与良好的组织领导紧密相连,政府必须确保支撑体系的有效性和积极性。支撑体系的建立是确保政策有效性和公平性的基础。通过社区的积极参与,政策更能反映民意、贴近实际需求,从而提高政策的接受度和执行效果,最终促进社会整体健康水平的提升。

通过对我国支撑体系领域的四个指标进行综合评估,该领域相关政策的制定和执行程度为中等水平,详见表2-4。

表2-4　支撑体系领域的得分情况

领域	等级[a]
支撑体系	中等水平
支撑体系指标 1	中等水平
支撑体系指标 2	中等水平
支撑体系指标 3	中等水平
支撑体系指标 4	中等水平

注:[a]指依据政策制定和执行程度的百分比确定各指标、领域的政策制定和执行程度的等级,> 75%为高水平,50%~75%为中等水平,25%~50%为低水平,< 25%为极低水平。

(一)支撑体系指标1

支撑体系指标1旨在评估政府是否建立了相应的机制,以限制商业机构对食品相关政策制定的影响。

1.国际最优做法

国际上,一些国家已经通过建立相关法律和法规来减少商业机构对食品政策制定的影响。

(1)澳大利亚:澳大利亚公共服务委员会的价值观和行为准则中包含

了处理利益冲突、与私营企业和其他利益相关者合作以及游说行为的相关规定。

（2）美国：美国在联邦层面以及几乎每个州，都设有强制性的、可公开访问的游说登记册。必须披露财务信息，并通过重大制裁措施来强制执行登记。许多法律要求遵守这一登记制度，包括1995年的《游说披露法》（*lobbying disclosure act of 1995*）和2007年的《诚实领导和公开政府法》（*honest leadership and open government act of 2007*）。

2. 本国证据

我国已经出台了一些相关法律，在一定程度上保证了公共政策制定和执法活动的公正性。

- 法律法规

《中华人民共和国公益事业捐赠法》第十条规定："公益性社会团体和公益性非营利的事业单位可以依照本法接受捐赠。本法所称公益性社会团体是指依法成立的，以发展公益事业为宗旨的基金会、慈善组织等社会团体。本法所称公益性非营利的事业单位是指依法成立的，从事公益事业的不以营利为目的的教育机构、科学研究机构、医疗卫生机构、社会公共文化机构、社会公共体育机构和社会福利机构等。"根据该法律规定，只有公益性社会团体和公益性非营利的事业单位有权接受捐赠，公民、法人或其他组织都无权接受社会捐赠。

《中华人民共和国公益事业捐赠法》第十一条规定："在发生自然灾害时或者境外捐赠人要求县级以上人民政府及其部门作为受赠人时，县级以上人民政府及其部门可以接受捐赠，并依照本法的有关规定对捐赠财产进行管理。县级以上人民政府及其部门可以将受赠财产转交公益性社会团体或者公益性非营利的事业单位；也可以按照捐赠人的意愿分发或者兴办公益事业，但是不得以本机关为受益对象。"也就是说，政府接受捐赠必须具备两个特定的条件，即"发生自然灾害"或"境外捐赠人要求"，但即使具备了这两个条件，接受捐赠的也只能是"县级以上政府及其部门"，并且不得以本机关为受益对象。

对于政府部门来说，应遵循"法无授权即禁止"的原则。只要法律没有明确授权，政府就不能行使权力，这是国际上普遍认可的法律原则。因此，我国各级政府不接受企业捐赠，以保持中立，确保公共政策制定和执法活动的公正性。

（二）支撑体系指标 2

支撑体系指标 2 主要评估政府在制定政策时是否主要以证据为基础。

1. 国际最优做法

国际上，有些国家已经出台了相应的法律法规，以确保在制定政策时需要以证据为基础。澳大利亚：澳大利亚国家健康和医学研究理事会（National Health and Medical Research Council，NHMRC）依据 1992 法案，通过九步严格流程制定基于证据的指导方针。这些方针每五年进行一次审核，必要时更新。即使没有更新的必要，每十年也必须对所有指导手册的证据进行审核，并更新或取消相关证据。

2. 本国证据

• 法律法规

《中华人民共和国食品安全法》第二章第二十一条规定："经食品安全风险评估，得出食品、食品添加剂、食品相关产品不安全结论的，国务院食品药品监督支撑体系、质量监督等部门应当依据各自职责立即向社会公告，告知消费者停止食用或者使用，并采取相应措施，确保该食品、食品添加剂、食品相关产品停止生产经营；需要制定、修订相关食品安全国家标准的，国务院卫生行政部门应当会同国务院食品药品监督支撑体系部门立即制定、修订。"

2016 年经中国营养学会常务理事会研究决定，《中国居民膳食指南》将根据需要每 5～10 年修订一次。参照 WHO 指南及 GRADE 评价体系，进行证据评价，提出我国食物与健康证据评价方法和结论推荐意见，并组织营养学、医学、流行病学等学科的专家进行分析讨论，综合评价食物与健康的科学建议、膳食模式与健康的科学推荐以及身体活动与健康的科学指导。

《中国食物与营养发展纲要》的定期更新、我国政策的更新和制定等过程均需要以证据为基础。

（三）支撑体系指标 3

支撑体系指标 3 主要评估政府在制定政策时是否公开透明。

1. 国际最优做法

国际上，一些国家已经出台了相关的法案以确保政策制定的过程公正、公开。澳大利亚/新西兰：1991 年澳大利亚食品标准新西兰法案（*the food standards Australia NZ act 1991*）要求澳大利亚和新西兰共同设立的食品标准机构（Food Standards Australia New Zealand，FSANZ），在制定新标准时，必须让利益相关者参与其中。这一过程对公众开放，涵盖消费者、公共卫生专家、行业代表和政府官员等各方。FSANZ 还制定了 2013—2016 年的利益相关方参与战略，详细说明了参与的范围和流程，并强调保持公开透明的原则。

2. 本国证据

• 法律法规

《中华人民共和国食品安全法实施条例》中规定，制定食品安全国家标准规划及其实施计划，应当公开征求意见。

一些政策在正式出台前会发布公开征求意见稿，如《餐饮业菜品营养标签规则（征求意见稿）》等，对社会公开征求意见。然而，有些政策只重视政策执行过程的透明度，而忽略了政策的制定出台过程，导致政策制定过程并未实现公开透明。

（四）支撑体系指标 4

支撑体系指标 4 主要评估政府是否向公众提供了全面综合的营养信息和关键文件，包括预算文件、年度业绩审查和健康指标。

1. 国际最优做法

国际上，有些国家已经出台了相关文件，确保政府向公众提供全面综合的营养信息和关键文件（预算文件、年度业绩审查和健康指标）。澳大利亚/新西兰：澳大利亚和新西兰的《信息自由法》（*the freedom of information act*）赋予了公众获取政府部门和大多数机构文件的合法权利，从而促进了政府信息公开和透明度的提升。

2. 本国证据

目前，我国已经制定了相关法律法规，以加强政府对公众公开营养信息和关键文件（包括预算文件、年度业绩审查和健康指标）的责任。

• 法律法规

我国已制定多项与健康相关的法律，如《中华人民共和国体育法（2022 年修订）》。第三十六条要求教育和体育行政部门及学校组织青少年参与体育活动，以预防包括肥胖在内的不良健康状况，并倡导家庭予以配合。第一百零七条明确指出，县级以上地方政府必须建立执法机制，并将执法情况向社会公开，接受监督。此外，第一百零八条要求县级以上地方政府每届任期内至少向本级人民代表大会或其常务委员会报告一次全民健身、青少年和学校体育工作的进展。

根据《中华人民共和国政府信息公开条例》，我国各级政府公开的信息应包括国民经济和社会发展规划、专项规划、区域规划及相关政策；国民经济和社会发展统计信息；财政预算、决算信息；重大建设项目的批准和实施情况；政府集中采购项目的目录、标准及实施情况；突发公共事件的应急预案、预警信息及应对情况；环境保护、公共卫生、安全生产、食品药品、产品质量的监督检查情况。同时确保行政机关应建立健全政府信息发布机制，通过政府公报、政府网站、其他互联网政务媒体、新闻发布会以及报刊、广播、电视等途径主动公开政府信息。各级人民政府应当加强依托政府门户网站公开政府信息的工作，利用统一的政府信息公开平台集中发布主动公开的政府信息。政府信息公开平台应当具备信息检索、查阅、下载等功能；各级人民政府应当在国家档案馆、公共图书馆、政务服务场所设置政府信息查阅场所，并配备相应的设施、设备，为公民、法人和其他组织获取政府信息提供便利；属于主动公开范围的政府信息，应当自该政府信息形成或者变更之日起 20 个工作日内及时公开；法律、法规对政府信息公开的期限另有规定的，从其规定。

此外，众多机构依据《中华人民共和国政府信息公开条例》制定了信息公开工作支撑体系办法，如《医疗卫生服务单位信息公开管理办法》《国家自然科学基金委员会信息公开管理办法》《中国科学院信息公开工作管理办法》

等,明确了信息公开的具体操作流程和责任分工。

· 营养调查、体质调研等相关监测结果对公众公开发布

我国自 1959 年起,先后在 1982 年、1992 年、2002 年、2010—2013 年、2015—2017 年以及 2022—2023 年,共开展了七次全国性的营养调查 / 监测工作。其中,2002 年的调查首次将人群营养与健康相结合,开展了"中国居民营养与健康状况调查"。为及时掌握居民膳食模式、疾病谱及营养健康状况的变化,并有效应对慢性疾病的增长,2010 年,在中央财政转移支付经费的支持下,卫生部疾控局将此调查列为重大医改项目,并将原本每十年一次的调查调整为每三至四年一次的常规性监测。中国居民营养与健康状况调查的相关结果分别在 2004 年、2015 年和 2020 年由国务院新闻办公室发布并将结果对公众公开,公众可通过出版物或中国疾病预防控制中心官方网站查阅。

为了进一步了解我国大、中、小学生的健康状况和体质发展变化状况,以及少数民族学生的体质与健康状况,自 1985 年开始,我国每 5～6 年开展一次全国学生体质与健康调研,调研结果同样对公众公开发布。

四、监测评估

监测评估是一种政府主导的系统性行动,涉及全国范围内定期进行的监测、评估、研究和报告活动,旨在全面评估食物环境、人口营养状况、与饮食相关的慢性非传染性疾病及其分布不平等问题,并跟踪营养和健康计划目标的实现情况。监测评估是政府了解食物环境现状和人口营养健康状况的核心工具,对于制定和实施有效的营养和健康政策至关重要。通过全国性或地区性的定期监测评估活动,政府能够及时掌握关键数据,了解食物环境促进项目的成效,以及居民营养和健康状况的变化趋势。这些信息的收集和分析为政府制定和调整食物环境相关政策提供了科学基础,确保了政策的针对性和有效性。

通过对我国监测评估领域的六个指标进行综合评估,该领域相关政策的制定和执行程度为高水平,详见表 2-5。

表 2-5　监测评估领域的得分情况

领域	等级[a]
监测评估	高水平
监测评估指标 1	高水平
监测评估指标 2	高水平
监测评估指标 3	高水平
监测评估指标 4	高水平
监测评估指标 5	中等水平
监测评估指标 6	中等水平

注：[a] 指依据政策制定和执行程度的百分比确定各指标、领域的政策制定和执行程度的等级，＞ 75% 为高水平，50%～75% 为中等水平，25%～50% 为低水平，＜ 25% 为极低水平。

（一）监测评估指标 1

监测评估指标 1 的核心在于评估政府是否根据法律或政策文件，定期对食物环境进行监测评估。重点监测评估内容包括居民摄入的食物营养成分是否合理，面向儿童的食品推广是否得到限制，以及学校与其他机构的膳食质量是否达标等。

1. 国际最优做法

国际上，众多国家已建立起定期监测评估本国食物环境或其关键组成部分的机制。

（1）英国：2005 年 10 月，英国学校食品信托基金会（School Food Trust）成立，后更名为儿童食品信托基金会（Children's Food Trust），旨在为学校、餐饮业者、制造商及其他相关方提供关于提升学校餐饮标准的独立支持和建议。该基金会开展年度调查，收集英格兰地区在校就餐儿童的数量、花费及食物供应方式等最新信息。

（2）其他国家：许多国家都有食物成分数据库。例如，新西兰植物与食品研究所和卫生部共同拥有新西兰食品成分数据库（New Zealand Food Composition Database，NZFCD），该数据库汇集了新西兰 2500 多种食品的营养数据，为新西兰食品政策的制定提供了重要支持。

2. 本国证据

• 纲要、行动

2014 年，国家卫生计生委员会办公厅印发《中国居民慢性病与营养监测工作方案（试行）》，明确指出从 2014 年起，每三年进行一次中国居民慢性病与营养状况监测。监测内容包括食物成分监测和农村义务教育学生营养健康状况监测。

• 计划

《国民营养计划（2017—2030 年）》中强调了完善食物策略的重要性，指出要加强食物成分监测工作。计划拓展监测评估内容，定期开展监测评估，收集营养成分、功能成分、与特殊疾病相关成分以及有害成分等数据。持续更新并完善国家食物成分数据库，建立实验室参比体系，强化质量控制。

• 食物成分表

中国的食物成分表自 1952 年首次发布以来，至 2018 年第六版"中国食物成分表"发布，已有 60 余年的历史，包含了 1110 余条植物性食物与 3600 余条动物性食物的一般营养成分数据。

（二）监测评估指标 2

监测评估指标 2 主要用于评估政府是否定期监测成人和儿童的营养状况和食物消费情况。

1. 国际最优做法

多个国家都会定期监测本国成人或儿童的营养状况与食物消费情况。美国：国家健康与营养调查（The National Health and Nutrition Examination Survey，NHANES）是一项旨在评估美国成人和儿童健康和营养状况的研究计划。NHANES 始于 20 世纪 60 年代初期，包含一系列针对不同人群或健康主题的调查。1999 年起，该调查成为一项持续计划，其重点不断变化，以满足新出现的保健和营养需求。NHANES 每年抽取一个具有全国代表性的样本，约5000 人，分布在全国各县，每个县每年约有 15 人被访问调查。

2. 本国证据

• 纲要、行动

（1）中国居民营养与健康状况监测：新中国成立后，我国于 1959 年、1982

年、1992 年、2002 年、2010—2013 年、2015—2017 年以及 2022—2023 年共开展七次全国性的营养调查 / 监测,在反映我国城乡居民膳食营养摄入、膳食结构、营养状况的流行病学特点及变化规律方面发挥了重要作用。按照《国家卫生健康委办公厅关于印发中国居民慢性病与营养监测工作方案的通知》(国卫办疾控函〔2020〕609 号)精神,2022—2023 年,在全国 31 个省(自治区、直辖市)的 200 个监测点开展覆盖全生命周期人群的营养与健康监测工作,收集了近 22 万人的膳食营养与健康相关数据。

(2)全国学生体质与健康调研:为了进一步了解我国大、中、小学生的健康状况和体质发展变化状况,以及少数民族学生的体质与健康状况,自 1985 年起,由教育部、国家体育总局、卫生部、国家民族事务委员会、科学技术部、财政部共同组织全国学生体质与健康调研。该调研每 5~6 年开展一次,面向中小学生,检测项目包括身体形态、生理功能、身体素质、健康状况四个方面的 24 项指标。

(3)2020 年 10 月 16 日,国家卫生健康委员会、教育部和国家市场监督管理总局联合发布了《儿童青少年肥胖防控实施方案》。该方案强调了定期评估婴幼儿生长发育情况的重要性,并要求加强幼儿园和学校医务室的校医或保健教师的配备与能力培养,以便更好地监测儿童青少年的体重状况,并及时提供健康教育和指导。该方案由国家卫生健康委员会和教育部共同负责实施。

(三)监测评估指标 3

监测评估指标 3 主要评估政府是否定期监测成人和儿童超重和肥胖流行率。

1.国际最优做法

许多发达国家与发展中国家都定期监测本国的超重和肥胖率,以协助政府制定防控政策和行动。英国:英国全民儿童监测计划(England's National child Measurement Programme)于 2006 年成立,旨在监测所有英格兰小学在校儿童第一年(4~5 岁)和最后一年(10~11 岁)的健康状况。2011—2012 年,共纳入 565662 名 10~11 岁儿童,其中 491118 名儿童完成了监测。

2. 本国证据

• 中国居民营养与健康状况监测

新中国成立后,我国完成了七次全国性的营养调查,其中超重与肥胖率一直是重要指标之一。2014年,国家卫生计生委员会办公厅印发《中国居民慢性病与营养监测工作方案(试行)》,要求每三年对中国居民开展成人慢性病与营养、儿童与乳母营养及健康状况、食物成分、农村义务教育学生营养健康状况的监测工作。

• 国民体质监测

国家体育总局自2000年起,每五年会同有关部委对我国3~79岁公民进行一次体质健康监测,迄今为止已开展了四次。此外,在2007年和2014年,国家体育总局还分别开展了全民健身活动状况的大规模调查。在国民体质监测数据库中,超重和肥胖率一直是监测的重点内容之一。

• 全国学生体质与健康调研

自1985年以来,全国学生体质与健康调研一直对中小学生的超重和肥胖状况进行监测。调研通过身体形态、生理功能、身体素质、健康状况四个方面的24项指标,对我国学生的身体状况进行统计和调查。

(四)监测评估指标4

监测评估指标4主要评估政府是否定期监测与饮食相关的慢性非传染性疾病的危险因素和发生率,包括流行率、发病率和死亡率。

1. 国际最优做法

许多国家和组织近年来都在开展与饮食相关的慢性非传染性疾病发生情况监测。经济合作与发展组织(Organization for Economic Co-operation and Development, OECD)国家:包括新西兰在内的大多数OECD国家对主要与饮食相关的慢性非传染性疾病的流行率、发病率和死亡率及其危险因素均进行定期监测。

2. 本国证据

• 中国居民慢性病与营养监测

自2004年起,我国启动了居民慢性病及行为危险因素监测工作,先后在2007年、2010年、2013年进行了三次全国成人慢性病及行为危险因素监测。2014年，国家卫生计生委员会办公厅印发《中国居民慢性病与营养监测工作方案（试行）》，标志着监测工作进入了一个新阶段。根据该方案，2015—2017年，我国进行了新一轮的慢性病与营养监测，监测工作覆盖全国31个省（自治区、直辖市），涉及近6亿人口，现场调查人数超过60万人，确保了监测结果的代表性和准确性。监测结果被汇编成《中国居民营养与慢性病状况报告（2020年）》，为我国慢性病防治和营养改善策略提供了重要的数据支持。

（五）监测评估指标5

监测评估指标5主要评估政府是否对关键的食物环境政策及其改善项目进行了全面的评价，以确保这些措施能够有效推动营养与保健领域目标的实现。

1.国际最优做法

美国等国家或地区组织经常对食物环境政策与改善项目的有效性进行评估，以及时调整政策与项目的设计与执行方案。美国：美国国立卫生研究院（The National Institutes for Health，NIH）为自然实验的快速评估提供资金支持。该基金建立了一个加速审查／奖励的程序，以支持对时间敏感的研究，评估预期会影响肥胖相关行为（如饮食摄入、体育活动或久坐行为）和／或体重结果的新政策或项目，从而预防或减少肥胖的发生。

2.本国证据

• 纲要、行动

《"健康中国2030"规划纲要》指出，要做好实施监测。建立常态化、经常化的督查考核机制，强化激励和问责。建立健全监测评价机制，制定规划纲要任务部门分工方案和监测评估方案，并对实施进度和效果进行年度监测和评估，适时对目标任务进行必要调整。2019年6月，《国务院办公厅关于印发健康中国行动组织实施和考核方案的通知》，指出了加强监测评估的具体要求。

• 计划

《国民营养计划（2017—2030年）》指出，各级卫生健康部门要会同有关部门明确职责分工，加强督查评估，将各项工作任务落到实处。目前暂未搜索到具体监测方案。

（六）监测评估指标6

监测评估指标6的核心在于评估政府是否定期监测促进卫生公平的进展及其影响因素，包括社会、经济、种族、性别与文化等方面。

1. 国际最优做法

促进卫生公平是全球各国共同奋斗的目标，如何促进卫生公平以及相关影响因素都是全球科研领域的重点研究课题。新西兰：新西兰卫生部的年度调查报告均按亚人群进行评估，特别关注种族（包括毛利人和太平洋人）、年龄、性别和新西兰地区剥夺情况。剥夺情况通常是指个人或群体由于社会经济条件不佳而面临的一系列不利因素，这些因素可能包括贫困、教育水平低、缺乏健康和营养知识、居住环境恶劣、缺乏基本医疗保健服务等。

2. 本国证据

• 纲要、行动

中国居民营养与健康状况监测报告同样按亚人群进行评估，重点包括年龄、性别、城乡等分层。贫困地区儿童营养改善试点项目：2013年，在新疆维吾尔自治区吉木乃县开展营养干预项目，旨在通过食物强化降低妇女儿童的贫血患病率，改善其营养健康状况，并对干预效果进行评估。

五、资源支持

资源支持是指政府为促进人群营养、预防肥胖和与饮食相关的慢性非传染性疾病所提供的资源，但不包括所有一对一的促进项目（如初级保健、产前服务、母婴护理等）、食品安全、微量营养素缺乏和营养不良。对大多数国家而言，慢性非传染性疾病，尤其是肥胖及其相关疾病（如糖尿病和心血管疾病等），在健康预算中占据了巨大的比重，且这一比重持续上升。然而，用于预防和控制与饮食相关的慢性非传染性疾病的资金可能较低或不足，且这些资金的使用情况并未得到全面监测。增加用于预防的资金不仅有望改善与饮食相关的慢性非传染性疾病发生状况，还有助于降低相关的治疗费用。

通过对我国资源支持领域的三个指标进行综合评估，该领域相关政策的制定和执行程度为中等水平，详见表2-6。

表2-6 资源支持领域的得分情况

领域	等级[a]
资源支持	中等水平
资源支持指标 1	中等水平
资源支持指标 2	中等水平
资源支持指标 3	中等水平

注:[a] 指依据政策制定和执行程度的百分比确定各指标、领域的政策制定和执行程度的等级,> 75% 为高水平,50%~75% 为中等水平,25%~50% 为低水平,< 25% 为极低水平。

(一)资源支持指标 1

资源支持指标 1 主要评估"人群营养促进"项目的预算在整体卫生支出中所占的比例,以降低与饮食相关的慢性非传染性疾病的负担。

1. 国际最优做法

一些国家已经提高了"人群营养促进"项目在卫生支出中的预算比例,旨在减轻与饮食相关的慢性非传染性疾病的负担。

(1)新西兰:2008—2009 年间,新西兰实施了"健康饮食、健康行动"(healthy eating healthy action)项目,在此期间投入的人群营养总资金约为6700 万美元,占其全部健康预算的 0.6%。饮食风险因素导致的健康损失占新西兰健康损失的 11.4%。

(2)泰国:2012 年,泰国政府显著增加了与营养相关政策和行动的预算,不包括食品、卫生和饮用水控制。地方政府专门用于营养保健的支出总额为 294.345 亿泰铢(约 8.4 亿美元),占公共资助机构卫生总支出的 7.57%,是2011 年营养预算支出的 10 倍。饮食风险因素大约占泰国健康损失的 10%。

2. 本国证据

目前,我国在营养改善和慢性病防控方面的资金投入持续增加。

• 部门规章和规范性文件

根据国家卫生健康委员会 2020 年部门预算,该年度的一般公共预算中拨款总额为 1731988.04 万元。其中,卫生健康类支出为 835090.73 万元,公共卫生专项任务经费的总预算为 42239.84 万元。慢性病预防控制预算占公共卫生专项任务经费总预算的 10.6%,占卫生健康类总预算的 0.54%。慢性病预防控制预算中包含了居民慢性病与营养监测等营养相关内容,但并未明确列出营养相关预算。相比之下,饮食风险因素在我国健康损失中的占比为12.26%,显示出在改善人口营养方面的投入与健康损失之间的差距。

● 纲要、行动

政府部门对贫困地区的营养改善投入持续增加,涵盖了农村义务教育学生营养改善计划和贫困地区儿童营养改善项目等。

2011—2021年,中央财政累计投入1964.34亿元,用于实施农村义务教育学生营养改善计划。截至2021年,该计划已在29个省份的13.7万所学校实施,受益学生超过3360万人。

2012—2017年,政府部门共投入900亿元,用于贫困地区儿童营养改善项目,包括免费营养包的发放。截至2019年,该项目已在全国22个省份的832个县实施。截至2023年,这一儿童营养改善项目累计惠及脱贫地区1928万名婴幼儿。

(二)资源支持指标2

资源支持指标2主要评估政府是否对旨在改善食物环境、减少肥胖、减少慢性非传染性疾病及其相关不平等的科学研究进行资助。

1.国际最优做法

一些国家加大了对旨在改善食物环境、减少肥胖、减少慢性非传染性疾病及其相关不平等的科学研究的资助。

(1)澳大利亚:根据《国家健康与医学研究委员会法案》(*the National Health and Medical Research Council Act*),澳大利亚政府要求其首席执行官确定可能出现的主要国家健康问题。国家卫生重点领域(the National Health Priority Areas, NHPA)对卫生健康领域研究、投资的优先项目进行了说明,考虑到这些问题对国家带来的疾病负担,澳大利亚政府已将其指定为关键目标。在2015—2016年的计划中,NHPA的三个优先项目为肥胖、糖尿病和心血管健康。

(2)泰国:2014年,泰国国家研究委员会(the National Research Council)资助了许多关于肥胖以及与饮食有关慢性病(如糖尿病、心血管疾病和高血压)的研究项目,研究经费具体金额为37872416泰铢,是2013年6875028泰铢的近6倍。

2. 本国证据

目前,我国已经制定了一系列纲要和行动,旨在增加对营养相关科研项目的资助,以加强营养相关慢性疾病的支撑体系和控制,如肥胖、心血管疾病等。

• **法律法规**

2017年,国务院办公厅发布《中国防治慢性病中长期规划(2017—2025年)》,强调了部门责任的落实,要求财政部门根据政府卫生投入政策确保所需资金到位。

2018年,国家卫生健康委员会发布的《母婴安全行动计划(2018—2020年)》和《健康儿童行动计划(2018—2020年)》中指出,要确保资金投入,强化各级政府的主导责任。提出增强儿童健康服务网络和人才队伍建设,提升服务效率和公平性,特别是加大对贫困地区的资金支持。

• **纲要、行动**

肥胖、心血管疾病等营养相关慢性疾病是我国政府资助研究项目的重要主题。营养相关科研项目的资助数量不断增加,项目范围不断扩大,资助经费也呈逐年上升趋势。然而,总体上,我国政府对营养学的重视程度、科研专项投入和资助力度仍有不足,亟须提高。

国家自然科学基金委员会是国家科技部直属的研究项目资助机构,其发展规划中对医学科学部的主要优先发展领域做出了说明,其中包括心脑血管疾病和代谢性疾病等慢性病的研究与防控,以及重大环境疾病的交叉科学研究。其主要研究方向包括对慢性疾病深入、系统、规模化的流行病学研究和人群干预研究;探索慢性疾病的早诊、早治、早干预和逆转疾病重症化的前沿基础研究;加强环境因素(自然、社会、心理、食品、职业、生活习惯等)对健康危害的暴露组学研究等,这些方向与营养密切相关。2015—2019年,国家自然科学基金在营养学相关领域共资助项目1152项,累计资助金额61121.4327万元。资助项目数量较高的领域主要为人类营养、能量代谢调节异常及肥胖、脂代谢异常等。人类营养领域资助项目与资助金额均排名第一,总计 292 项,累计资助金额 12942 万元。总体来说,2015—2019 年间,国家自然科学基金在营养方面的总体资助金额、资助数量呈上升趋势,2019 年略有下降。但获批的重点项目较少,其中人类营养学领域获批 2 项。

国家科技计划是我国特有的、根据国家科技发展规划和战略安排,以国家财政支持或以宏观政策调控、引导,由政府行政部门组织和实施的科学研究与试验发展活动及相关的其他科学技术活动。"十二五"期间,国家科技计划指南在优先发展重点领域中专门设置了人类营养健康的研究内容,即医学科学部的营养、环境与健康关系的基础研究、生殖健康和妇幼保健的基础研究。然而,"十三五"期间,国家科技计划指南优先发展领域中,没有直接与人类营养健康方面相关的内容。科技部的"科技基础性工作专项"指南中,包含与人类营养相关的内容,即孕产妇和儿童营养与健康,所获项目 1 项。其他重点研发计划重大专项中,没有针对营养学设立的重大专项,但在糖尿病和心血管疾病等领域有涉及营养学的相关内容。

(三)资源支持指标 3

资源支持指标 3 旨在评估政府是否建立了以改善人口营养为目标的健康促进机构,并确保这些机构拥有可靠的资金来源。

1. 国际最优做法

国际上,有些国家已经建立了健康促进基金会,旨在改善人口营养。澳大利亚:澳大利亚的维多利亚州健康促进基金会(the Victorian Health Promotion Foundation,VicHealth)是世界上第一个健康促进基金会,由维多利亚州议会制定,作为 1987 年烟草法案(*the tobacco act*)的一部分。该法案明确规定了基金会的目标。

2. 本国证据

我国制定了相关计划,促进许多以改善人口营养为目标、有可靠资金来源的健康促进机构的建立。

• 计划

我国已制定相关计划,促进多个以改善人口营养为目标的健康促进机构的建立,包括国家级和省级健康促进机构,如中国健康促进基金会、中国健康促进与教育协会、中国学生营养与健康促进会等。

中国健康促进基金会成立于 2006 年 12 月，是经中华人民共和国国务院批准、由国家卫生健康委员会主管的全国性公益慈善组织。其业务范围涵盖协助政府组织健康促进活动、推动慢性病防控工作、支持健康支撑体系学科建设、推动健康支撑体系与健康促进事业的发展、支持研究和学术交流活动、推动适宜技术和产品应用研究以及促进健康产业发展等。

中国健康促进与教育协会是一个非营利性社会组织，由国家卫生健康委员会主管。其业务范围包括动员协调社会各界参与健康教育与健康促进、宣传普及卫生保健知识、开展健康教育与健康促进工作及学术交流、加强政策研究、培训专业人员、组织科研协作、编辑出版物、开展国际交流等。该协会在传播健康科普知识、提升人民健康素养、推动健康促进事业、助力健康中国建设等方面发挥了重要作用。

中国学生营养与健康促进会成立于 1989 年 1 月 15 日，是一个全国性、专业性、非营利性的国家级社团组织。其宗旨是在政府领导下，促进各部门、学校、教师、学生、家长及社会各界的广泛参与，积极发展各类学校学生及婴幼儿的营养事业，关心和保护他们的健康成长。该促进会广泛开展宣传教育活动及学术交流，积极倡导和推动全国学生营养餐的发展。目前，已经形成了"5·20"中国学生营养日、《中国儿童少年营养与健康报告》蓝皮书及命名"学生营养与健康示范学校"三大常规工作。

在各省（自治区、直辖市）政府及相关部门批准下，各地也建立了地方性健康促进机构，如北京健康促进会、上海健康生活促进会、浙江省健康服务业促进会、杭州市健康促进协会等，旨在促进我国健康事业发展，提高人民身体素质与健康水平。

六、统筹协调

统筹协调是指政府各部门、各级政府机构以及其他利益相关方（包括非政府组织、私营企业和学术界）之间建立的合作平台和协同工作机制，旨在确保在改善食物环境、提升人口营养水平、预防和减少与饮食相关的慢性非传染性疾病及其不平等现象方面，食物营养政策和行动的一致性、效率和有效性。饮食相关慢性非传染性疾病的影响因素及其解决方案涉及多个部门和领域,因此需要通过建立多个协调平台,实现跨部门合作和行动的一致性,从而有效改善食物环境。政府在这一过程中扮演着关键角色,负责创造和维护这些协调平台。政府间的联系对于确保不同部门之间以及不同层级政府(如国家、州、地方)政策的一致性和协调性至关重要。

通过对我国统筹协调领域的四项指标进行综合评估,该领域相关政策的制定和执行程度为中等水平,详见表2-7。

领域	等级 [a]
统筹协调	中等水平
统筹协调指标 1	中等水平
统筹协调指标 2	中等水平
统筹协调指标 3	中等水平
统筹协调指标 4	高水平

注: [a] 指依据政策制定和执行程度的百分比确定各指标、领域的政策制定和执行程度的等级,> 75% 为高水平,50%~75% 为中等水平,25%~50% 为低水平,< 25% 为极低水平。

(一)统筹协调指标 1

统筹协调指标 1 主要分析国家是否拥有强有力的协调机制,以确保食物、肥胖和与饮食相关的慢性非传染性疾病预防政策在各级政府间、政府不同部门间的连贯性、一致性和协调性。

1.国际最优做法

一些国家已经成立了专门的健康生活方式和食品相关咨询委员会,旨在促进政府各部门、各级政府机构和其他部门建立高效协调机制,以确保食物、肥胖和与饮食相关的慢性非传染性疾病预防政策的实施。

(1)芬兰:芬兰国家营养理事会(the Finnish National Nutrition Council)隶属于农业和林业部,是一个政府间专家机构,负责提供咨询、协调和监测服务。该机构由政府主管营养、食品安全、健康促进、餐饮、食品工业、贸易和农业的部门选出的代表组成,任期三年。

(2)马耳他:基于《健康生活方式促进和护理慢性非传染性疾病法案(2016 年)》(*the healthy lifestyle promotion and care of NCDs act 2016*),马耳他于 2016 年 8 月成立了部际健康生活方式咨询委员会(Advisory Council on

Healthy Lifestyles），为卫生部提供健康生活方式方面的咨询。该咨询委员会负责提出关于体育活动和营养的终身方针，以及旨在减少慢性非传染性疾病发生的政策、行动计划和条例的建议。咨询委员会主席和秘书由总理任命，其他成员则由教育、卫生、财政、社会政策、体育、地方政府和民政部部长各自任命一名。

2. 本国证据

我国已出台一系列纲要、行动和计划，旨在促进政府各部门及各级机构之间形成明确的协调及合作机制，确保食物、肥胖和与饮食相关的慢性非传染性疾病预防政策的有效实施。

• 纲要、行动

国务院防治重大疾病工作部际联席会议制度由 30 个部门和单位组成，包括国家卫生健康委、中央宣传部、中央综治办、发展改革委等。该联席会议的主要职责是在国务院领导下，统筹协调全国重大疾病防治工作，并对全国重大疾病防治工作进行宏观指导，研究确定重大疾病防治工作方针政策，协调解决重大疾病防治工作中的重大问题，完成国务院交办的其他事项。

《九十年代中国食物结构改革与发展纲要》第二十二条规定："由农业、食物、营养、卫生、经济、贸易等多部门、多领域的有关专家组成议事咨询机构"。为此，国家食物与营养咨询委员会于 1993 年 6 月 13 日正式成立，挂靠农业部，负责同有关部委的工作联系。委员会的基本职能是开展国家食物与营养重大问题调研，提出议事咨询意见，宣传普及食物与营养知识，推动居民食物结构改善。

• 计划

根据《国民营养计划（2017—2030 年）》要求，国家卫生健康委、教育部、农业农村部、国家体育总局、国务院扶贫办等 18 个相关部门于 2019 年 2 月 28 日共同组建了国民营养健康指导委员会。该委员会是国家层面的国民营养健康指导部门，主要目的是建立部门合作机制，加强对《国民营养计划（2017—2030 年）》实施的领导、协调和指导，统筹推进营养健康工作。

（二）统筹协调指标 2

统筹协调指标 2 主要分析食品部门、商业部门与其他相关部门之间是否建立了正式的平台,以确保健康食品政策的有效实施。

1. 国际最优做法

国际上有一些国家提倡食品部门、商业部门与其他相关部门之间建立正式的平台,以确保健康食品政策的实施。英国:英国的"责任协议"(responsibility deal)是英国政府的一项倡议,旨在让食品公司和非政府组织在2010—2015年期间,以自愿承诺的形式采取措施应对慢性非传染性疾病。该项目由卫生局局长主持,包括商界以及非政府机构、公共卫生机构和地方政府的高级代表,其他一些小组负责推动与商业食品部门相关的具体项目。

2. 本国证据

我国政府早已认识到实施健康食品政策需要与食品商业部门进行交流与反馈,并为此建立了多个平台,包括中国食品药品企业质量安全促进会、中国奶业协会、中国饮料工业协会等行业协会,以推动健康食品政策的实施。

• 纲要、行动

中国食品药品企业质量安全促进会成立于2016年,由国家市场监督管理总局主管。其会员包括来自食品、药品、化妆品和医疗器械等行业的代表性企事业单位、研究机构、地方商协会、高等院校以及本领域内的专家学者,他们在全国行业内具有相对的代表性和影响力。该促进会的主要使命为:①发挥政府和企业之间的桥梁纽带作用,代表会员的共同利益,维护政府、公众、行业的健康和谐,让消费者和整个社会受益;②按照国家市场监督管理总局要求,专注于食品药品等"三品一械"企业质量安全,做好服务,引导行业健康有序发展,促进产业升级增效。

中国奶业协会是全国奶牛养殖、乳品加工以及为其服务的相关企业、事业单位和个体经营者自愿组成的非营利性行业组织,接受原农业部的指导。其宗旨是维护本行业企业的合法权益,宣传和贯彻党和国家关于发展畜牧业、奶业的方针、政策,配合政府有关部门进行奶产品的质量监督,在行业中发挥服务、协调和支撑体系作用,成为政府和行业之间的桥梁。

中国饮料工业协会是饮料行业及相关企业、事业单位自愿参加的非营利性、全国性社团组织,现有会员单位500余家。该协会接受国务院国有资产监督管理委员会和民政部的业务指导和监督管理,是政府与企业之间的桥梁,既反映行业的愿望和要求，维护企业的合法权益，提出有关行业发展重大决策的建议，又接受政府委托，进行行业管理，推动饮料行业发展。

这些行业协会定期举办行业自律座谈会，监督国家方针及政策的执行，在我国行业自律中起到了积极的作用。

（三）统筹协调指标3

统筹协调指标3主要分析是否存在正式平台，供政府与民间社会（包括学术界、专业组织、公共利益非政府组织和公民）之间就健康食品政策及其他相关战略进行定期互动。

1. 国际最优做法

一些国家已经建立了供政府与民间社会之间定期互动的正式平台，以促进健康食品政策的实施。巴西：巴西国家粮食和营养安全理事会（the National Council of Food and Nutrition Security，CONSEA）是一个向总统办公室提供咨询意见的机构，涉及粮食和营养安全问题。CONSEA由三分之一的政府工作人员和三分之二的非政府高管和工人组成，位于巴西的总统办公室。该机构负责制定和提出公共政策，以保障公民享有健康和充足的食物。在州和市一级，还有处理具体问题的CONSEA，也负责在相应的级别组织CONSEA会议。CONSEA在巴西城市、州或国家层面具有社会、区域、种族和文化多样性。巴西议会的民选政客拥有挑战甚至推翻CONSEA提案的权力，但实际中，由于CONSEA制度的宪法地位及其所代表的社会各部门和各阶层的利益，该组织具有强大的力量且深受欢迎，很难出现被推翻的情况。

2. 本国证据

我国政府与民间社会团体之间已经建立起良好的交流互动机制。

• 纲要、行动

2016年，中共中央、国务院印发《"健康中国2030"规划纲要》，强调加强组织领导和协调机制，确保健康中国建设的全面推进。纲要要求各地区各部门将健康中国建设纳入发展规划和重要议事日程，建立领导体制和工作机制，将健康指标纳入考核体系，并完善考核与问责制度。同时，纲要提出要发挥工会、共青团、妇联、残联等群团组织及社会组织的作用，凝聚社会各界共识和力量，共同推进健康中国建设。

中国营养学会、中华预防医学会、中国烹饪协会等多个民间社会团体与政府保持着定期、良好的互动。这些组织通过积极参与政策制定、提供专业咨询和建议等方式，为我国营养政策的制定和实施做出了贡献。

中国营养学会于 1945 年成立，是由中国科学技术协会主管，由营养科技工作者和从事营养研究的企事业单位自愿结成，并依法登记的全国性、学术性和非营利性的社会组织。学会组织会员和营养科技工作者参与营养标准、政策法规的研制，参与国家相关行政法规和技术标准的制定与决策的论证，促进国家营养相关政策和标准的贯彻落实。学会与中国疾病预防控制中心和国家卫生健康委员会有广泛的合作与交流，参与各种膳食指南的制定工作。

中华预防医学会于 1987 年成立，是公共卫生与预防医学领域科技工作者自愿组成的全国性学术团体，是国家卫生健康委员会的直属和联系单位，是中国科学技术协会的组成部分。学会可以在政府部门制定发展战略、规划、政策、法规以及突发公共卫生事件应对等重大决策时提供咨询和建议。在承担政府工作的同时，学会也会向政府反映会员和公共卫生与预防医学科技工作者的意见和诉求，维护其合法权益。

中国烹饪协会是由全国从事餐饮业经营、管理与烹饪技艺、饮食文化实践与理论研究、餐饮行业教育、食品营养研究的企事业单位、社会团体和从业人员，以及与餐饮行业发展相关联的企事业单位和相关人员等自愿结成的全国性、行业性社会团体，是非营利性的社会组织。协会通过开展行业与市场调研，积极向政府部门反映行业情况，提出政策建议，制定行业发展指导意见与规划，帮助企业解决实际困难，加强行业指导和服务工作，充分发挥行业组织和桥梁作用。

此外，我国有许多食品方面的行业协会，如中国糖业协会、中国调味品协会等。它们属于《中华人民共和国民法典》规定的社团法人，是我国民间组织社会团体的一种，即国际上统称的非政府组织（non-governmental organizations，NGO），属非营利性机构。这些协会代表本行业全体企业的共同利益，作为政府与企业之间的桥梁，向政府传达企业的共同要求，同时协助政府制定和实施行业发展规划、产业政策、行政法规和有关法律，约束企业市场行为，引导消费者的维权行为，保护消费者权益，同时规范政府部门的监管工作。

（四）统筹协调指标 4

统筹协调指标 4 主要评估政府与地方组织间是否开展合作，以在全国范围内改善食物环境的健康性。

1. 国际最优做法

在国际上，一些国家的政府和地方组织已经开始合作，共同致力于在全国范围内创建健康食物环境。

（1）新西兰："健康家庭新西兰（healthy families NZ）"项目是一个大规模的倡议，旨在将不同社区团结起来，共同努力改善健康状况，以达到预防慢性病的效果。在新西兰卫生部的领导下，该项目已将重点放在新西兰的 10 个地区，可能影响了 100 多万新西兰人的生活。

（2）澳大利亚："维多利亚共同健康（healthy together Victoria）"项目旨在改善人们生活、学习、工作和娱乐的健康状况。其重点是通过鼓励健康饮食和体育活动，减少吸烟和酒精的使用，解决儿童环境、成人工作场所和社区健康不良的根本原因。该倡议结合政策和战略来支持维多利亚州各地的健康状况，并建设共同健康社区（healthy together communities）。该倡议由维多利亚州政府和澳大利亚联邦政府通过《预防卫生国家伙伴关系协定》联合资助。

2. 本国证据

我国政府与地方组织之间已建立了明确的合作机制，并在此基础上开展了多方面、多维度的合作，以改善食物环境为目标。

• 纲要、行动

全民健康生活方式行动是一项全国性行动，由原卫生部疾病预防控制局、全国爱国卫生运动委员会办公室和中国疾病预防控制中心于 2007 年发起。该行动以"和谐我生活，健康中国人"为主题，动员社会力量，创造支持性环境，倡导和推进全民健康生活方式，以提高国民整体素质，实现"健康护小康，小康看健康"的战略目标。该行动包括"健康一二一"行动和"三减三健"专项行动两个阶段内容。截至 2017 年，全国已有 81.87% 的县（区）开展了全民健康生活方式行动。

全民营养周、全国食品安全宣传周、"5·20"中国学生营养日、"5·15"全国防治碘缺乏病日等每年举办的营养科普活动已在全国各地开展多年,为政府与地方组织的合作与交流提供了持续可靠的平台,为我国食物环境的改善做出了不可忽视的贡献。《国民营养计划(2017—2030年)》中也强调应普及营养知识,提升营养健康科普信息供给和传播能力,推动营养科普宣教活动常态化。

受慢性病疾病负担不断加重的影响,我国于2009年起,在全国建立了一批以区/县级行政区划为单位的慢性病综合防控示范区。示范区通过政府主导、全社会参与、多部门行动,综合控制慢性病的社会和个体风险,开展健康教育和健康促进、早诊早治、疾病规范化管理,降低慢性病负担。截至2020年6月,全国31个省(自治区、直辖市)和新疆生产建设兵团共建成488个国家级慢性病综合防控示范区,覆盖全国17.1%的县(市、区)。

20世纪80年代中期,健康促进学校的概念首次在国际上提出,旨在通过学校及学校所在社区的共同努力,创造一个安全、健康的环境,全面积极地促进和保护学生及社区成员的健康。我国于1995年引进此概念,并在部分地区开展实践。健康促进学校的建设需要政府部门的参与,并动员学校、社区等多方面的社会资源。政府承诺与支持是创造支持性环境的基础,提供了组织保障、政策保障和经济保障,促进了部门间的协作与配合。

七、将健康融入所有政策

"将健康融入所有政策"是一种政府策略,旨在确保制定政策时,无论是食物政策还是其他领域的政策,都优先考虑人群营养和健康成果。政府不同部门的政策目标难以协调一致,有时甚至会出现冲突,例如,金融、农业、贸易和城市发展等部门的政策可能与卫生部门的目标相悖。为了使保护和促进人口健康制度化,一个潜在的有效途径是采取"将健康融入所有政策"的策略,这可能包括对新政策或其他全政府系统对健康影响的评估。这种政策协调制度已被证明在支持环境保护和减少监管负担方面取得了成功,现在一些国家政府正在将其应用于健康领域。

通过对我国将健康融入所有政策领域的2个指标进行综合评估,该领域相关政策的制定和执行程度为中等水平,详见表2-8。

表 2-8　将健康融入所有政策领域的得分情况

领域	等级[a]
将健康融入所有政策	中等水平
将健康融入所有政策指标 1	中等水平
将健康融入所有政策指标 2	中等水平

注:[a] 指依据政策制定和执行程度的百分比确定各指标、领域的政策制定和执行程度的等级,> 75% 为高水平,50%~75% 为中等水平,25%~50% 为低水平,< 25% 为极低水平。

(一)将健康融入所有政策指标 1

将健康融入所有政策指标 1 主要评估政府在制定所有与食物有关的政策时,是否通过标准化的流程,以确保人口营养、健康结果和减少健康不公平问题得到了充分和优先考虑。

1.国际最优做法

国际上,有一些国家在制定与食物有关的政策时,通过标准化的流程,充分、优先考虑其对人口营养和健康结果的影响。斯洛文尼亚:斯洛文尼亚曾就国家一级的农业政策进行了健康影响评价项目(health impact assessment,HIA),这是首个在国家层面对农业政策的健康影响进行评估的活动。此项评估包括六个步骤:政策分析、不同背景利益相关者的快速评估研讨会、与农业政策有关的现场调查、农业政策相关的系统回顾、重要的健康相关指标分析、一项跨政府部门的现况报告与评估。

2.本国证据

"将健康融入所有政策"理念在我国卫生健康相关法律、纲要、行动计划中均有体现。

• 法律法规

《中华人民共和国基本医疗卫生与健康促进法》第六条要求各级人民政府将人民健康放在优先发展的战略地位,并将健康理念融入各项政策,包括坚持预防为主,完善健康促进工作体系,组织实施健康促进的规划和行动,推进全民健身,建立健康影响评估制度,并将公民主要健康指标改善情况纳入政府目标责任考核。然而,目前尚未查询到相关的健康影响评估制度。

• 纲要、行动

《"健康中国 2030"规划纲要》强调将健康融入所有政策,加快转变健康领域的发展方式,全方位、全周期维护和保障人民健康,大幅提高健康水平,显著改善健康公平。

《中国食物与营养发展纲要(2014—2020年)》指出要把重点产品、重点区域、重点人群作为突破口,推动食物与营养发展方式转变,营造厉行节约、反对浪费的良好社会风尚,提升人民健康水平。《中国食物与营养发展纲要(2025—2030年)》指出要完整、准确、全面贯彻新发展理念,树立大农业观、大食物观,坚持营养导向,把营养和健康需求贯穿食物生产、加工、流通、消费和食品研发等全过程。

- 计划

《国民营养计划(2017—2030年)》关注国民生命全周期、健康全过程的营养健康,将营养融入所有健康政策,不断满足人民群众营养健康需求,提高全民健康水平。

(二)将健康融入所有政策指标 2

将健康融入所有政策指标 2 主要评估政府在制定食物营养政策时是否通过标准化的程序评估其对人群健康的影响。

1. 国际最优做法

在国际上,一些国家制定与非食物有关的政策时,通过标准化的流程,充分、优先考虑其对人口营养和健康结果的影响。

(1)澳大利亚:成立于 2007 年,由中央政府授权支持资助的"将健康融入所有政策(health in all policies, HiAP)"项目在南澳大利亚州得到了高水平的实施。政府在南澳大利亚州卫生部门中建立了专门的 HiAP 团队,以确保团队的专业能力,并为"health lens analysis"项目提供支持。自 2007 年以来,南澳大利亚州的 HiAP 政策与当地环境文化背景结合,在保持其宗旨及核心原则的同时与时俱进。2007—2016 年,HiAP 在南澳大利亚州的工作经历了五个阶段:验证概念和实践的出现(2007—2008 年)、建立和应用方法论(2008—2009 年)、巩固和增长(2009—2013 年)、适应与评审(2014 年)、强化与系统化(2015—2016 年)。

(2)芬兰:芬兰在过去几十年里一直致力于 HiAP 方法的研究。自 19 世纪 70 年代初,改善公共卫生成为芬兰的一项政治优先事项,卫生部门以外的部门将健康影响决定因素纳入作为一项必要的工作。这项工作从营养、吸烟和意外事件预防的相关政策开始。芬兰还在 2006 年将 HiAP 作为其欧盟轮值主席国的卫生主题。

2. 本国证据

将健康融入所有政策的理念和策略是在 2013 年第八届全球健康促进大会后正式引入我国的。尽管在我国的多年实践中，并未明确提出或说明使用过此概念，但在多个领域仍不乏体现其核心理念的成功案例，如爱国卫生运动、艾滋病防控、2008 年北京奥运会等。

近年来，我国社会主要矛盾已转化为人民日益增长的美好生活需要与不平衡不充分的发展之间的矛盾，这自然包括人民日益增长的健康生活需要与健康供给不平衡不充分的发展之间的矛盾。因此，"健康中国"建设成为当务之急。

2016 年，在全国卫生与健康大会上，习近平总书记明确提出，要坚持正确的卫生与健康工作方针，以基层为重点，以改革创新为动力，预防为主，中西医并重，将健康融入所有政策，实现人民共建共享。这表明"将健康融入所有政策"已成为国家卫生与健康工作方针的重要内容，是推进健康中国建设、实现全民健康的重要手段之一。习近平总书记还多次强调，要加强顶层设计和整体谋划，加强各项改革关联性、系统性、可行性研究。需要按照大健康、大卫生的理念做好顶层设计，构建统筹、评价、监督等各方面的制度框架。

综合国际经验和我国上海、北京等城市的实践来看，有必要建立一个基于顶层设计的跨部门委员会，负责对各领域、各部门的活动、政策等进行讨论，给出将健康元素纳入政策考虑的意见与建议。一些细节也亟须提上议事日程，比如健康影响评估指标体系的建立、跨部门委员会由谁牵头和对谁负责等。

2020 年，习近平总书记在主持召开专家学者座谈会时再次强调，要推动将健康融入所有政策，把全生命周期健康管理理念贯穿城市规划、建设、管理的全过程各环节。

八、食物成分

食物成分政策是指政府为确保食品健康,建立一套机制来降低加工食品的能量密度和不健康成分的含量,包括盐、饱和脂肪酸、反式脂肪酸和添加糖等。加工食品普遍含有高水平的盐、糖、饱和脂肪酸和反式脂肪酸,频繁摄入这类食品不仅会导致能量摄入过剩,还可能增加超重、肥胖以及心血管疾病、糖尿病等慢性非传染性疾病的发生风险。

通过对我国食物成分领域的 2 个指标进行综合评估,该领域相关政策的制定和执行程度为中等水平,详见表 2-9。

表 2-9 食物成分领域的得分情况

领域 / 指标	等级 [a]
食物成分	中等水平
食物成分指标 1	中等水平
食物成分指标 2	中等水平

注:[a] 指依据政策制定和执行程度的百分比确定各指标、领域的政策制定和执行程度的等级,> 75% 为高水平,50%～75% 为中等水平,25%～50% 为低水平,< 25% 为极低水平。

(一)食物成分指标 1

食物成分指标 1 主要评估政府是否为特定类别或类型的加工食物设定了明确的标准,以限制那些需要特别关注的食物成分含量,如反式脂肪酸、添加糖、盐以及煎炸用油中的反式脂肪酸等。

1. 国际最优做法

多国已通过立法手段降低食物中盐和反式脂肪酸的含量。例如,阿根廷、南非、丹麦、法国和英国等国家在这方面都取得了积极的进展。

(1)南非:南非在 2013 年通过了《食物、化妆品和消毒剂法》(*the foodstuffs, cosmetics and disinfectants act 54 of 1972*),成为首个对加工食品中的盐含量设定强制性限制的国家。该法规针对 13 种食物设定了钠含量的最高限额,违反规定者不得在市场上销售。根据南非卫生部 2021 年发布的数据,该法规实施后,加工食物的钠含量平均下降了 29%,高血压和心血管疾病的发病率也随之降低,证明了该政策的有效性。

(2)丹麦:丹麦在 2003 年颁布了《关于油脂中反式脂肪酸含量的第 160 号

行政命令》(*executive order no. 160 of 11 march 2003 on the content of trans fatty acids in oils and fats*),禁止在市场销售产品中使用反式脂肪酸。丹麦兽医和食物管理局负责执行,违反者将面临罚款或监禁。政策实施后,截至 2004 年,超过90%的企业已将产品中的反式脂肪酸含量降低至可接受的水平。

2. 本国证据

我国在加工食品成分的监管方面已有多项政策,涉及油、盐、糖等关键营养素的含量。

• 纲要、行动与计划

2022 年 4 月,中国营养学会发布的《中国居民膳食指南(2022)》为高盐食品、高糖饮料和高油 / 高脂食品设置了明确的定义。尽管如此,这些定义作为非法律文件,其执行力可能不足。此外,尽管标准已明确,但缺乏监管和普及措施可能导致消费者、食品生产商和零售商对标准的理解和遵守存在困难。

2014 年国务院发布的《中国食物与营养发展纲要(2014—2020 年)》强调了营养强化食品和低盐、低脂食品的发展。《中国食物与营养发展纲要(2025—2030 年)》提出了人均每日盐摄入量不超过 5g 的要求,并在重点任务中强调要推行健康烹饪方式,大力开展减盐、减油、减糖行动,开发营养健康食谱和配餐技术,推广盐、油、糖适量化食用理念和定量化器具;并将制修订相关食品标准,限制油、盐、糖的过量使用作为重点任务之一。

2016 年提出的"三减三健"(减盐、减油、减糖,健康口腔、健康体重、健康骨骼)专项行动旨在进一步推动食品企业提供低盐食品。多地实施的"三减三健"行动已取得积极成效,如中英减盐行动、山东省减盐防控高血压项目等。《国民营养计划(2017—2030 年)》提出优先研究加工食品中油、盐、糖用量与健康的关系,并适时出台控制措施。

• 国家标准(强制性)

婴儿食品方面,原卫生部对反式脂肪酸的含量作出了限制,规定婴儿食品的原料不应使用氢化油脂,以确保婴儿食品中反式脂肪酸的最高含量不超过总脂肪酸的 3%。此外,婴儿配方食品、6 月龄以上婴幼儿食用的婴幼儿谷类辅助食品以及婴幼儿罐装辅助食品,均不应使用氢化油脂,从而保障婴儿食品的安全性和健康性。然而,对于普通预包装食物,现行国家标准《食品安

全国家标准 预包装食品营养标签通则》（GB 28050—2011）和《食品安全国家标准 预包装食品标签通则》（GB 7718—2011），仅对强制标示内容作出了规定，并未对食物中反式脂肪酸、饱和脂肪酸、添加糖等的总量进行限制。

- 推荐性指南

中国疾病预防控制中心营养与健康所与中国营养学会共同制定的《中国食品工业减盐指南》，旨在指导我国食品工业减盐的方向和目标。指南中提出了食品工业减盐的基本原则和分类分阶段的减盐目标。具体目标是到 2025 年，使各类加工食品的钠含量分布整体降低 10%，并在此基础上，到 2030 年，继续将各类加工食品的钠含量分布降低 10%。

（二）食物成分指标 2

食物成分指标 2 旨在评估政府是否为餐饮服务场所供应的食物设定了具体且明确的营养目标和标准，重点关注那些对公共健康具有重要影响的成分，包括反式脂肪酸、添加糖和盐。

1. 国际最优做法

在国际层面，多个国家通过政策和行动要求餐饮场所明确标注食物中特定成分的含量。

（1）新西兰：新西兰卫生部与行业共同出资，建立了薯条协会。该协会制定了油炸用油的行业标准，规定饱和脂肪酸含量不得超过 28%，亚油酸含量不得超过 3%，反式脂肪酸含量不得超过 1%。自 2010 年起，符合标准的油品外包装上开始使用薯条协会的标志，以示其品质保证。

（2）美国：2006 年，纽约市对《纽约健康守则》（*New York city's health code*）进行修订，限制了所有持卫生部门执照的食物服务机构所提供食物中的反式脂肪酸含量。规定每份食物中反式脂肪酸的最大允许含量为 0.5g，违反此规定的机构将面临 2000 美元的罚款。纽约市这一举措引发了全美其他城市的广泛关注和效仿，许多地区开始禁止餐馆供应含有反式脂肪酸的食物。

2. 本国证据

- 行动

《健康中国行动（2019—2030 年）》倡导制定并实施集体供餐单位营养操作规范，同时开展创建示范健康食堂和健康餐厅的活动，旨在鼓励餐饮业和集体食堂向消费者提供营养标识，以促进健康饮食的选择和普及。

- 国家标准（推荐性）

《餐饮业营养配餐技术要求》（SB/T 10474—2008）对餐饮业的食物成分提出了具体的指导建议，包括食盐和烹调用油的用量。该标准规定，每300g固体菜品中的食盐含量不应超过1.5g，烹调用油量应在5～8g之间。此举旨在倡导健康烹饪方式，避免高油温烹调，并强调调味品的适时适量使用。这些标准是推荐性的，餐饮单位可以根据自身实际情况选择是否采纳这些建议。

- 推荐性指南

《中国食品工业减盐指南》倡导饮食供应机构在非预先包装的食物和饮品标签、价目表以及其他印刷品上提供营养信息，包括食物的钠含量。通过这种方式，消费者能够获得关于食品成分的详细信息，从而做出更加明智的选择。

九、食物标签

食物标签政策是指建立以消费者为中心的监管体系，旨在监督和管理食品包装及餐馆菜单上的信息标注，帮助消费者更好地做出明智的食品选择，并防止误导性信息的传播。食物标签政策构建了一个以消费者为核心的信息披露机制，有助于提升消费者食品选择的透明度和便捷性。此外，该政策通过禁止虚假和误导性宣传，保护了消费者的权益，同时为食品市场的公平竞争和行业的规范发展奠定了基础。在公共健康领域，食物标签政策的实施对于引导健康饮食习惯、预防慢性疾病具有重要意义，是保障民众健康的关键一环。

通过对我国食物标签领域的4个指标进行综合评估，该领域相关政策的制定和执行程度为中等水平，详见表2-10。

表2-10　食物标签领域的得分情况

领域	等级[a]
食物标签	中等水平
食物标签指标1	高水平
食物标签指标2	中等水平
食物标签指标3	中等水平
食物标签指标4	中等水平

注：[a] 指依据政策制定和执行程度的百分比确定各指标、领域的政策制定和执行程度的等级，＞75%为高水平，50%～75%为中等水平，25%～50%为低水平，＜25%为极低水平。

（一）食物标签指标1

食物标签指标1主要评估预包装食品是否符合法律要求，包括是否提供了营养成分表和营养声称。

1. 国际最优做法

许多国家都制定了相关的政策文件对食物标签的内容与食物标签监管体系做出了要求。在许多国家，包括奥地利、新西兰、加拿大和中国在内的63个国家，法律规定生产商和零售商必须在预包装食品上提供营养成分表，无论产品是否进行了营养或健康方面的声称。这些规定还明确了必须列出的营养素种类和单位，如每100g或每份食物中的营养素含量。此外，加拿大、阿根廷、智利、巴拉圭、韩国、美国和乌拉圭等国家，在预包装食品的营养成分表中强制要求包含反式脂肪酸的含量。这些国家对反式脂肪酸的标注方式有明确的规定，通常以每100g/100mL或每份食物中的含量来表示。如果食品中的反式脂肪酸含量低于一定的阈值，可以标注为0g。例如，如果每份食物的反式脂肪酸含量低于0.5g，或者每100g食物的含量低于0.3g，则可以标注为0g。

2. 本国证据

• **法律法规**

《中华人民共和国食品安全法》第六十七条和第七十一条明确规定，预包装食品的标签应标明特定事项，不得含有虚假内容，不得涉及疾病预防、治疗功能。《食品标识管理规定》第十七条要求，标注"营养""强化"字样的食品，需按照国家标准规定标注营养素和热量。

• **纲要和计划**

《健康中国行动（2019—2030年）》中的合理膳食行动提出，加快修订预包装食品营养标签通则，加强监督管理。

• **国家标准（强制性）**

我国预包装食品的营养成分表和营养声称主要依据《食品安全国家标准 预包装食品营养标签通则》（GB 28050—2011）和《食品安全国家标准 预包装食品标签通则》（GB 7718—2011）制定。在《食品安全国家标准 预包装食品营养标签通则》2021年版征求意见稿中，新增加了关于包装正面标识的要求：

允许在包装正面采用图形、文字等方式对食品的营养成分表信息进行补充说明（非强制性，以鼓励为主）。目前《食品安全国家标准 预包装食品营养标签通则》（GB 28050—2025）已正式发布。

2018 年 5 月，中国食品工业协会发布了《预包装食品营养成分图形化标示指南》（T/CNFIA 002—2018），规定食品包装正面标示营养成分图标，其他如蛋白质、脂肪、碳水化合物和钠等营养素则可选择性标注。同年 10 月，中国营养学会发布《预包装食品"健康选择"标识规范》（T/CNSS 001—2018），于 2019 年 5 月 1 日生效。该规范明确了使用"健康选择"标识的条件，包括脂肪、饱和脂肪酸、反式脂肪酸、糖和钠含量需满足特定标准。符合条件的预包装食品可在包装正面自愿标示"健康选择"或"聪明选择"图标，以指导消费者做出更健康的食品选择。

• 典型行动

《健康中国行动（2019—2030 年）》的合理膳食行动提出，加快预包装食品营养标签通则的修订，增加对蔗糖等糖类的强制标识，鼓励"低糖"或"无糖"宣称，推广包装正面标识（front-of-pack labelling，FOP）信息，以帮助消费者快速选择健康食品，并加强营养标签的监督管理。

（二）食物标签指标 2

食物标签指标 2 主要评估政府是否构建了一个强有力的、以科学证据为基础的监管体系，用于审批和监督食物标签上的营养声称，目的是保护消费者免受未经验证或具有误导性的营养健康声称的影响。

1. 国际最优做法

多国政府，如澳大利亚、新西兰、印度尼西亚和美国，已制定了法律政策，确保食物标签监管体系的效率，并确保营养声称的科学性和合理性。

（1）澳大利亚 / 新西兰：2013 年通过的一项法律 *Australia New Zealand food standards code - standard 1.2.7 - nutrition, health and related claims*，规范了澳大利亚和新西兰食物标签上营养成分和健康声称的使用。该法律规定，健康声称必须有科学依据，即食物与健康关系的科学研究或生产商提供的充分的科学数据。这意味着，只有满足营养标准且其健康益处得到科学研究或数据支持的食物，才能使用健康声称。

（2）印度尼西亚：印度尼西亚发布的《加工食物标签及广告的声称管制条例》（*the control of claim on processed food labeling and advertisement*），规定了关于营养素含量声称的规则（如低脂肪声称）。该条例适用于所有加工食品或饮料，限制了营养或健康声称的使用，要求每份食物中的脂肪、饱和脂肪酸和钠含量不得超过特定水平。

2. 本国证据

• 法律法规

《食品标识管理规定》明确了原国家质量监督检验检疫总局在食物标识监管方面的职责，负责全国范围内的监督管理工作。

• 国家标准（强制性）

政府通过《食品安全国家标准 预包装食品标签通则》（GB 7718—2011）和《食品安全国家标准 预包装食品营养标签通则》（GB 28050—2011）来规范、批准和审查食物声明。同时，《食品营养声称和营养成分功能声称准则》中明确规定了食品营养标签使用的营养声称和营养成分功能声称的条件以及标准化用语。这些规定旨在确保食品营养信息的科学性和合理性，从而提高消费者对食品营养成分和健康效益的理解。《食品安全国家标准 预包装食品营养标签通则》（GB 28050—2011）在 2025 年更新为《食品安全国家标准 预包装食品营养标签通则》（GB 28050—2025）。

（三）食物标签指标 3

食物标签指标 3 主要评估预包装食物是否在包装上提供了统一、一致、易于理解且基于科学证据的营养信息。

1. 国际最优做法

全球多个国家，如澳大利亚、英国、厄瓜多尔和智利，已经实施了政策和措施，以确保预包装食品的营养信息在包装上的呈现具有统一性、一致性和科学性。

（1）澳大利亚/新西兰：澳大利亚/新西兰政府采用健康星级评分系统（health star rating，HSR）作为行业内的自愿性计划。该系统综合考虑了与慢性疾病风险增加相关的四个关键营养成分：能量、饱和脂肪酸、钠和含糖总量，同时考虑了水果、蔬菜等食物的某些积极因素，如膳食纤维和蛋白质含量。星级评分从一 / 二星级（较不健康）至五星级（最健康）。截至 2017 年 5 月，新西兰已有约 2700 种产品采用了星级标识。

（2）英国：自 2006 年起，英国推荐使用"交通灯"标签系统。2013 年，英国政府发布了关于在预包装食品包装上自愿采用"交通灯"标签的国家指南。该系统利用绿色、黄色和红色信号灯来直观表示食物中能量、脂肪、饱和脂肪酸、盐和糖的含量。颜色编码与营养信息的结合，清晰展示了每种产品中的脂肪、盐、糖含量及其能量值。目前，所有主要零售商和部分制造商都已自愿加入该计划，大约三分之二的英国食品包装上都能找到交通灯标识。

2. 本国证据

• 行动

《健康中国行动（2019—2030 年）》的合理膳食行动，强调了对预包装食品营养标签的加速修订，旨在增强消费者对食品中蔗糖等糖类成分的识别能力。该行动还鼓励企业进行"低糖"或"无糖"的宣称，并积极推动在食品包装上使用"包装正面标识（FOP）"信息，以简化消费者的选择过程，并加强对预包装食品营养标签的监督管理。

• 国家标准（强制性）

《食品物安全国家标准 预包装食品标签通则》（GB 7718—2011）规定了所有预包装食品标签的统一标准，要求标签应清晰、醒目、持久，便于消费者在购买时辨认和识读。同时，标签内容应通俗易懂、有科学依据，且必须真实、准确，不得含有虚假或夸大的信息。

（四）食物标签指标 4

食物标签指标 4 主要评估快餐店菜单上是否普遍采用了统一、清晰且易于理解的标签系统，以便消费者能够轻松获取食物的营养能量等营养素含量信息。

1. 国际最优做法

近年来，多个国家实施了相关政策，以确保快餐店提供准确、合理的标签。美国、韩国和澳大利亚等国家取得了显著进展。

（1）澳大利亚：在澳大利亚的首都直辖区、新南威尔士州和南澳大利亚州，法规要求连锁餐厅（包括快餐店、冰激凌店等）在其菜单上明确标注食物的能量含量。这主要适用于在本州拥有超过 20 家分店,或在全国范围内拥有超过 50 家分店的连锁企业。同时,这些餐厅还需标明成年人每日所需平均能量摄入量(8700kJ)。对于其他连锁店或食品店,虽然不是强制要求,它们可以选择自愿提供相关营养信息,但必须遵守法规的指导原则。

(2)韩国:自 2010 年起,韩国的《儿童食品安全管理特别法案》(*the special act on safety control of children's dietary life*)要求所有拥有 100 家或以上门店的连锁餐厅在菜单上标示营养信息,包括能量、碳水化合物、蛋白质、饱和脂肪酸和钠的含量。

2. 本国证据

• 行业标准(推荐性)

商务部提出并归口的《餐饮业营养配餐技术要求》(SB/T 10474—2008)中明确规定:营业面积 300 座以上的餐饮店、建有连锁店 50 个以上餐饮企业,宜向用餐者提供菜品能量、蛋白质、脂肪、钠含量等方面的营养信息,并在用餐环境中设置营养科普知识宣传品。

• 推荐性指南

国家卫生健康委发布并实施的《餐饮食品营养标识指南》,鼓励各类餐饮服务经营者和单位食堂按照本指南对所有餐饮食品进行营养标识。餐饮食品营养标识内容可标示在菜单、官方网站、官方公众号、外卖平台等载体上。自助取用和展示用的餐饮食品,可在餐饮食品旁标示营养信息。通过网络餐饮交易第三方平台等无接触供餐方式提供的餐饮食品,可在常用餐饮容器(如餐盒)上标示营养信息。

十、食物营销

食物营销是指采用全面的管理策略以减轻媒体对儿童(尤其是 16 岁以下人群)接触不健康食品促销活动的影响,包括减少他们接触这类促销信息的频率和强度。

虽然食物营销对社会经济发展具有积极作用,如促进就业等,但越来越多的研究显示,过度和不恰当的食物营销,特别是将高油、高盐和高糖食品推向消费者,尤其是推向儿童,可能导致一系列负面后果,包括增加儿童期超重和肥胖的风险,这对个人健康构成了长期威胁。

通过对我国食物营销领域的 3 个指标进行综合评估,该领域相关政策的制定和执行程度为中等水平,详见表 2-11。

表 2-11 食物营销领域的得分情况

领域	等级 [a]
食物营销	低水平
食物营销指标 1	低水平
食物营销指标 2	低水平
食物营销指标 3	中等水平

注: [a] 指依据政策制定和执行程度的百分比确定各指标、领域的政策制定和执行程度的等级, > 75% 为高水平,50%~75% 为中等水平,25%~50% 为低水平, < 25% 为极低水平。

(一)食物营销指标 1

食物营销指标 1 主要评估政府是否制定了有效的规定来限制各种广播媒体(如电视、广播)向儿童宣传不健康食物。

1. 国际最优做法

挪威、瑞典、智利、爱尔兰和韩国等国家都采取了一定的措施来限制食品企业通过媒体向儿童投放不健康食物的广告。

(1)挪威 / 瑞典:根据挪威 / 瑞典发布的《广播法》(*broadcasting act*),面向 12 岁及以下儿童的电视节目中不得播出任何食品和非食品广告。

(2)爱尔兰:爱尔兰禁止针对 18 岁以下群体的电视、电台节目以及其他直接作用于儿童的商业传播形式,包括广告在内的各种形式的不健康食物的商业传播。此外,《儿童广告法(2013 年版)》(*children's commercial communications code, 2013 revision*)规定,高脂、高糖和高盐食物的广告不得超过当日广告总时长的 25%。

2. 本国证据

• 法律法规

《中华人民共和国广告法》第二十条规定:禁止在大众传播媒介或者公共场所发布声称全部或者部分替代母乳的婴儿乳制品、饮料和其他食品广告;第三十八条规定:不得利用不满十周岁的未成年人作为广告代言人。

• 行业标准（推荐性）

2016 年 12 月，中国广告协会发布的《奶粉广告自律规则》第五条进一步明确了奶粉广告的规范，要求广告中不应单独使用"婴儿"字样或出现 1 周岁以内婴儿的形象、声音；对于"较大婴儿"奶粉及其他奶粉广告中使用幼儿形象的情况，必须展现幼儿独立行走或其他 1 周岁以上儿童特有的状态，并不得将母乳代用奶粉的特有形象混同其中。

• 推荐性指南

《中国食品工业减盐指南》要求食品企业在符合营养标签法规和广告要求的前提下，鼓励低钠食物的推广与宣传，同时限制在电视结束的"黄金时段"进行高钠食物（特别是针对儿童的食物）的市场推广或广告宣传。

（二）食物营销指标 2

食物营销指标 2 主要评估政府是否已经建立了明确的政策，用于限制通过非广播媒体渠道对儿童进行不健康食物的宣传，包括但不限于网络广告、购物中心的促销活动、食物包装上的广告标识、企业赞助的各类活动，以及户外广告牌等形式。

1. 国际最优做法

一些国家和地区，比如智利和加拿大的魁北克省，都出台了相关的法律文件来确保儿童可以远离非广播媒体中的不健康食物宣传。智利：2012 年，智利政府通过了《食物营养成分和广告法》[*law of nutritional composition of food and advertising*（*Ley 20, 606*）]。该法律对观众群体中儿童占比超过 20% 的广告进行了严格的限制，包括卡通、动漫、玩具等可能吸引儿童的营销策略。这项规定从 2016 年 6 月 1 日起开始执行，根据此项法律，智利已禁止当地麦当劳"儿童乐园"套餐及 Kinder 奇趣蛋的发行。

2. 本国证据

• 地方性政策

2020 年 10 月 29 日，深圳市第六届人民代表大会常务委员会第四十五次会议通过了《深圳经济特区健康条例》，该条例自 2021 年 1 月 1 日起施行。条例第四十七条规定：酒精饮料、碳酸饮料的销售者应当在货架或者柜台上设置符合标准的健康损害提示标识。这些标识的制作标准和设置规范由市卫生健康部门制定,并向社会公布。

(三)食物营销指标3

食物营销指标3主要评估政府是否已经制定并实施了有效的政策,以确保儿童频繁活动的场所,包括幼儿园、学校、体育场馆和文化艺术活动中心等,能够免受不健康食物营销的影响。

1.国际最优做法

西班牙、乌拉圭和匈牙利等国都出台了相关的法律与政策来减少儿童在校园内受到食物营销的影响。

(1)乌拉圭:2013年9月,乌拉圭政府通过《学院健康食物》法案,该法案严格禁止在学校进行不符合营养标准的食物和饮料的广告宣传与销售。禁令的覆盖面极为广泛,包括但不限于禁止在校园内展示海报和广告牌,禁止在校园用品上印制任何食物和饮料的商标,禁止企业通过赞助校园活动或分发奖品和样品进行品牌推广,以及禁止在校园内设置食物和饮料的展示台。

(2)匈牙利:匈牙利禁止所有针对18岁以下儿童的广告,包括在幼儿园、小学和宿舍等场所的广告播放。此外,学校的健康促进和预防项目只能由国家卫生发展研究所推荐的组织和顾问来执行。

2.本国证据

• 法律法规

《中华人民共和国广告法》第三十九条规定:不得在中小学校、幼儿园内开展广告活动,不得利用中小学生和幼儿的教材、教辅材料、练习册、文具、教具、校服、校车等发布或者变相发布广告,但公益广告除外。

2019年,教育部、国家市场监督管理总局以及国家卫生健康委员会联合颁布了《学校食品安全与营养健康管理规定》。该规定要求对教育机构内设立的食品零售场所进行严格规范,特别强调了降低高盐、高糖和高脂肪食品的供应,以促进学生健康饮食习惯的形成。

十一、食物价格

食物价格政策是指政府通过财政手段(如税收和补贴)调整食物价格,

使其与公众健康目标相一致,从而使得健康食品的选择更便捷、价格更加亲民。食物价格的波动会对消费者的购买行为产生直接影响。在市场机制主导食物定价的同时,政府的财政政策亦扮演着调节食物价格的重要角色。政府可以通过实施差异化的税收政策,如对健康食品实行减税或免税,对不健康食品加税,以及提供补贴来降低健康食品的成本,进而促使健康食品价格下降。

通过对我国食物价格领域的 4 个指标进行综合评估,该领域相关政策的制定和执行程度为中等水平,详见表 2-12。

表 2-12　食物价格领域的得分情况

领域	等级 [a]
食物价格	中等水平
食物价格指标 1	中等水平
食物价格指标 2	低水平
食物价格指标 3	中等水平
食物价格指标 4	中等水平

注: [a] 指依据政策制定和执行程度的百分比确定各指标、领域的政策制定和执行程度的等级,＞75% 为高水平,50%～75% 为中等水平,25%～50% 为低水平,＜25% 为极低水平。

(一)食物价格指标 1

食物价格指标 1 主要评估政府是否出台了政策以减少或免除对水果和蔬菜征收的营业税、消费税或进口关税,进而鼓励大众选择健康食物。

1.国际最优做法

多个国家都采取了一定的措施来降低健康食物的购买价格。

(1)澳大利亚:实施免税政策,对基本食品(包括新鲜水果和蔬菜)免征商品及服务税。

(2)斐济:为提高居民对水果和蔬菜的消费水平,斐济政府取消了进口水果、蔬菜和豆类的消费税,并将大部分食品的进口税率从 32% 降至 5%。值得注意的是,部分食品如西红柿、黄瓜、土豆和南瓜的进口税仍为 32%,而椰子、菠萝、番石榴和山竹果的进口税为 15%。此外,大蒜和洋葱的进口税已完全取消。

2. 本国证据

• 法律法规

《中华人民共和国企业所得税法》第二十七条明确规定,企业从事蔬菜、谷物、薯类、油料、豆类、棉花、麻类、糖料、水果、坚果等农产品种植的所得,可享受企业所得税的免征待遇。

• 部门规章和规范性文件

2011 年《财政部 国家税务总局关于免征蔬菜流通环节增值税有关问题的通知》,对于从事蔬菜批发和零售的纳税人,其销售的蔬菜将免征增值税。

• 纲要、行动

自 1995 年起实施的"鲜活农产品运输绿色通道"政策,旨在为整车合法运输鲜活农产品的车辆提供便利。该政策包括在收费站设置专用通道,实行"不扣车、不卸载、不罚款"以及减免通行费的优惠措施。政策覆盖的减免品种逐步扩大,涵盖新鲜蔬菜、水果、鲜活水产品、活畜禽,以及新鲜的肉类、蛋类、奶制品等。

(二)食物价格指标 2

食物价格指标 2 主要评估政府是否对不健康食物,尤其是含糖饮料,实施了增税政策,以限制消费者选择不健康食物,并将这些税收用于投资改善人口健康的项目。

1. 国际最优做法

近年来对不健康食物进行征税是许多国家都在采取的策略。

(1)墨西哥:2013 年 12 月,为贯彻国家预防超重、肥胖和糖尿病的战略,墨西哥立法机构采纳了两项新的税收政策。据此,含糖饮料被定义为任何添加糖的饮品,乳制品如牛奶和酸奶则不予包含。立法规定,对含糖饮料征收每升 1 比索(约合 0.80 美元)的消费税,预计这将使含糖饮料的零售价格提高大约 10%。

(2)匈牙利:2012 年,匈牙利颁布了一项"公共健康税",针对含有盐、糖和咖啡因的即食食品类别进行征税。该税项涵盖了含糖及人造糖的软饮料、能量饮料以及预包装的含糖食品,不同的食品类别适用不同的税率,以此差异化地影响消费者的选择,促进健康饮食习惯的形成。

2. 本国证据

我国尚未出台针对含糖饮料等不健康食品的额外征税法律法规。尽管如此，全国范围内的学术研究和政策论证工作一直在持续进行，旨在为未来可能的税收政策改革提供科学依据和策略建议。

（三）食物价格指标 3

食物价格指标 3 主要评估政府在财政补贴政策方面是否倾向于扶持健康食物的生产和消费，而非那些可能对公共健康造成不利影响的食物，如高盐、高饱和脂肪酸、高反式脂肪酸和高糖食物。

1. 国际最优做法

新加坡：作为"健康买卖计划"（healthier ingredient scheme）的一部分，制造商可以申请政府资金，以提高生产力和创新，改善物流，供应更具价格竞争力的健康食用油。健康促进委员会（Health Promotion Board，HPB）实施"健康食物成分方案"，旨在增加健康食物的可获得性和使用率。该方案的初步措施是为饱和脂肪酸含量不超过 35% 的食用油生产商和供应商提供补贴，以此鼓励市场上健康食物的流通和消费。

2. 本国证据

• 法律法规

2021 年 2 月发布的《中共中央 国务院关于全面推进乡村振兴加快农业农村现代化的意见》，国家对玉米和大豆生产者的补贴政策进行了再次强调，以确保大豆生产的稳定性。

• 纲要、行动

依据《国务院关于当前稳定农业发展促进农民增收的意见》（国发〔2009〕25 号），中央财政部门设立专项资金，启动了马铃薯原种生产补贴试点项目。该项目具体补贴措施包括：对于使用微型薯生产原种的农户，每亩提供 500 元的补贴；而对于利用原种生产脱毒种薯的农户，则每亩补贴 100 元。这一政策的推行，旨在激励农户增加马铃薯种植，进而促进农业经济的稳定增长和农民收入的提升。

• 地方政策

2023 年，内蒙古自治区出台《推进奶产业高质量发展若干政策措施》（内政办发〔2023〕58 号），及时帮助养殖场户和企业纾困解难，有效应对奶业面临的严峻形势。2025 年，内蒙古自治区人民政府办公厅发布《内蒙古自治区人民政府办公厅关于进一步支持奶产业高质量发展的通知》，进一步支持奶产业高质量发展，具体举措包括：对养殖场用于购买饲草料的贷款按照结息当日市场报价利率（LPR）的 70%（实际利率低于 LPR 的按实际利率的 70% 计算），给予单个主体每年不超过 200 万元贴息支持；支持中小养殖场养加一体化发展，对中小养殖场自办的生产巴氏杀菌乳、低温发酵乳、奶酪和地方特色乳制品等生产加工企业（需取得食品生产许可证），按照投资总额的 30% 给予补贴，单个主体补贴不超过 100 万元；鼓励有条件的地区探索开展生鲜乳价格指数保险，适时将产业支撑效果较好的地区纳入自治区财政补贴范围；支持乳制品加工企业在 2025 年 3—8 月份足额收购生鲜乳，对使用生鲜乳进行喷粉，按收购数量的 10%，每吨补贴 1000 元，自治区、盟市各承担 50%；进一步优化奶业政策资金兑付程序，使用好惠企直达平台；用好提级拨付机制，提高资金兑付时效，做到应付尽付、应付快付等。

（四）食物价格指标 4

食物价格指标 4 主要评估政府是否建立了具有明确针对性和目标性的食物相关社会救济方案，如食物券或其他食物援助计划。

1. 国际最优做法

多个国家已经建立了相应的制度框架和措施，确保政府推出的社会救济方案目标明确、针对性强。

（1）英国：英国推行了"英国健康起点"计划，旨在为孕妇及 4 岁以下儿童的家庭提供支持，通过发放食物券，鼓励这些家庭购买牛奶、原味酸奶以及新鲜和冷冻的水果与蔬菜等健康食物。该计划主要惠及那些领取经济援助、求职津贴或享有儿童税收抵免的家庭。同时，未满 18 岁的孕妇同样有资格申请。自 2006 年起，这一计划已全面铺开，覆盖整个国家。

（2）美国：2012 年，美国农业部（United States Department of Agriculture, USDA）推出了"健康激励试点计划"，作为补充营养援助计划（supplemental nutrition assistance program, SNAP）的一部分。该计划通过为购买特定水果和蔬菜的参与者提供额外奖励，以促进健康饮食。在纽约和费城实施了"健康美元"计划,消费者在购买新鲜水果和蔬菜时能够获得现金返还,以此激励大众选择营养丰富的食品。

2. 本国证据

• 纲要、行动

自实施健康扶贫工程以来,国家卫生健康委员会联合相关部门,针对贫困地区定制了儿童营养改善项目。中央财政专项拨款支持,为连片特困地区的 6～24 月龄婴幼儿每日免费提供营养包。营养包含有儿童生长发育中容易缺乏的 7 种必需营养素,以补充儿童成长所需。此外,项目还包括儿童营养知识的宣传和健康教育。截至 2019 年,该项目已覆盖 22 个省份的 832 个县。截至 2023 年,该项目已累计惠及脱贫地区 1928 万名婴幼儿。

根据《国家中长期教育改革和发展规划纲要(2010—2020 年)》,国务院常务会议决定,自 2011 年秋季学期起,启动农村义务教育学生营养改善计划,旨在提升农村学生,尤其是贫困地区和家庭经济困难学生的健康水平,通过提供就餐补助,保障农村地区儿童的营养需求。

• 地方政策

2015 年,北京市民政局启动了一项针对老年人的福利政策,为全市 80 岁及以上老年人发放"北京通-养老助残卡"。随后,政策的覆盖范围逐步扩大,2017 年已覆盖全市 60 岁及以上的老年人群。持有此卡的老年人在北京市3000 余家商超或餐饮店消费时,可以享受优惠折扣。

十二、食物供应

食物供应政策主要评估政府是否在公共资助场所如学校、医院及办公区等,切实推行了促进健康选择的食物供应政策。同时,考察政府是否有效激励和支持了私营企业采纳相应的健康食品政策,以促进健康饮食的更广泛普及。在关键场所提供健康的食品选择,不仅有助于营造促进健康的饮食环境,还能有效减少公众对不健康食品的接触机会,从而预防慢性疾病的发生。

通过对我国食物供应领域的 4 个指标进行综合评估,该领域相关政策的制定和执行程度为中等水平,详见表 2-13。

表 2-13　食物供应领域的得分情况

领域	等级[a]
食物供应	中等水平
食物供应指标 1	中等水平
食物供应指标 2	中等水平
食物供应指标 3	中等水平
食物供应指标 4	中等水平

注:[a] 指依据政策制定和执行程度的百分比确定各指标、领域的政策制定和执行程度的等级,＞75%为高水平,50%～75% 为中等水平,25%～50% 为低水平,＜25% 为极低水平。

（一）食物供应指标 1

食物供应指标 1 主要评估政府是否通过明确的政策推动学校开展活动,以提供并推广与膳食指南相符的健康食品。

1.国际最优做法

全球范围内,多个国家和地区已采取行动,确保学校环境提供健康食品,并提升学生对健康饮食的认识。澳大利亚:尽管澳大利亚没有全国性的强制性食品标准,但已有六个地区实施了基于国家营养和食品标准的强制性食品规定,包括澳大利亚首都直辖区(2015 年)、新南威尔士州(2011 年)、北领地(2009 年)、昆士兰州(2007 年)、南澳大利亚州(2008 年)和西澳大利亚州(2014 年)。这些标准对"红灯类别"食物进行了定义,这些食物在学校中受到严格限制或完全禁止。例如,在新南威尔士州,学校食堂政策对高饱和脂肪酸、高糖或高钠的"红灯"食物供应实施了严格限制。学校食堂需确保至少 50% 的食品为"绿灯"食物,同时控制"黄灯"食物的比例。"绿灯"食物主要包括低脂碳水化合物、水果、蔬菜、瘦肉和少量纯果汁。昆士兰州的 Smart Choices 学校营养标准更进一步,规定在整个学校环境中禁止"红灯"食物和饮料的出现。这些措施有效促进了学校环境中健康食品的供应,引导学生形成健康的饮食习惯。

2.本国证据

• 部门规章和规范性文件

教育部、国家市场监督管理总局、国家卫生健康委员会等机构联合制定《学校食物安全与营养健康管理规定》,明确提出:中小学、幼儿园一般不得在校内设置小卖部、超市等食物经营场所，并避免售卖高盐、高糖及高脂食物。学校应依据卫生健康主管部门发布的学生餐营养指南等标准，结合不同年龄段学生的营养健康需求，合理引导学生进行科学的营养配餐。

- 推荐性指南

《学生餐营养指南》（WST 554—2017）自 2017 年 8 月 1 日起由国家卫生计生委正式发布，该指南设定了学生餐的营养标准，涵盖全天能量和营养素的供给量，以及每人全天食物种类、数量和配餐的基本原则。2020 年 12 月 4 日发布的《营养健康食堂建设指南》作为中小学校及大专院校食堂建设的参考标准。

- 地方政策

北京、长沙、广州等城市也陆续出台了地方性政策，限制校园内高油、高盐、高糖食品的销售，以促进学生的营养健康。

（二）食物供应指标 2

食物供应指标 2 主要评估政府是否通过明确的政策，促使其他公共服务部门采取行动，供应并推广遵循膳食指南的健康食品。

1. 国际最优做法

多个国家和地区，包括拉脱维亚、英国等，已经出台了相应的政策法规，旨在保障公共部门在推动健康食品方面做出实质性贡献。

（1）拉脱维亚：自 2012 年起，拉脱维亚政府对医院和长期照护机构提供的食物实施了盐含量限制。规定食品中的盐含量不得超过 1.25g/100g，鱼类产品的盐含量则不得超过 1.5g/100g。

（2）英国：2008 年，百慕大政府在办公场所和设施中推行了自动售货机政策，旨在为员工提供健康的零食和饮料选择。该政策要求政府场所的自动售货机内所有食品和饮料的总脂肪、饱和脂肪酸、反式脂肪酸、钠和糖含量均需符合特定的健康标准。坚果和 100% 果汁不在此标准限制之列。

2. 本国证据

- 部门规章和规范性文件

由国家卫生健康委员会制定的《全民健康生活方式行动方案（2017—2025年）》中提到，通过开展培训、竞赛、评选等活动，引导餐饮企业、集体食堂积极采取控制食盐、油脂和添加糖使用量的措施，减少含糖饮料供应。配合学校及托幼机构健康教育课程设计,完善充实健康饮食、口腔卫生保健、健康体重等相关知识与技能培训内容,开展健康教育主题活动,鼓励减少含糖饮料和高糖食物的摄入。

(三)食物供应指标 3

食物供应指标 3 主要评估政府是否构建了一个高效的支持性环境和培训体系,旨在帮助学校、公立及私立机构和食物供应商有效地制定和推广健康食物政策与膳食指南。

1.国家最优做法

许多国家,如澳大利亚和日本,均已建立了支持性环境和培训制度,以助力社会机构和公立单位推广食品政策和膳食指南。

(1)澳大利亚:澳大利亚政府推出的健康饮食咨询服务覆盖了儿童保育中心、学校、工作场所、医疗机构、食品商店、公园和体育中心等多种场所。服务依照维多利亚州政府的政策和指导方针,由专业的营养学家和营养师提供。支持措施包括对关键员工如厨师、食品服务人员进行培训,提供更健康的食谱、食品创意和其他资源,旨在促进健康菜单和产品的开发。

(2)日本:在大型食品服务机构,如提供 100 餐 / 时或 250 餐 / 日的机构,至少需要配备一名营养师;而在规模更大的 500 餐 / 时或 1500 餐 / 日的机构中,则至少需要一名注册营养师。日本文部科学省自 2007 年起在学校等特定环境中建立了饮食与营养教师体系,这些教师负责监督学校午餐计划,制定菜单,并确保公立小学和初中的卫生标准满足当地需求,还与注册营养师等专家合作,共同推进饮食教育。

2.本国证据

• 部门规章和规范性文件

《学校食物安全与营养健康管理规定》明确指出,学校食物安全与营养健康管理相关人员需定期接受专业培训与考核,深入学习食物安全与营养健康相关的法律法规、规章标准及其他专业知识。

• 纲要、行动

在《健康中国行动(2019—2030 年)》的合理膳食行动,提出加强营养人才队伍建设,推动医院、妇幼保健机构、基层医疗卫生机构的临床医生及集中供餐单位的配餐人员等接受营养培训，并倡导充分利用社会资源，开展营养教育培训工作。

- 计划

《农村义务教育学生营养改善计划实施细则》规定，地方政府应依据当地实际情况，为农村学校食堂配备合格的工作人员，并妥善处理其待遇及专业培训问题。

- 推荐性指南

《营养健康食堂建设指南》要求，应当定期组织食堂负责人、营养指导人员和厨师等进行营养健康知识和防控传染病技能培训。

（四）食物供应指标 4

食物供应指标 4 主要评估政府是否建立了一个积极的支持性环境和全面的培训制度，以助力私营企业在工作场所推行和推广健康饮食。

1. 国际最优做法

多国政府，包括澳大利亚、英国和新加坡等，已经采取政策和措施来促进私营企业在工作场所推广健康饮食，以改善员工的饮食习惯。

（1）澳大利亚：维多利亚州政府推出了一套名为"健康的选择：健康饮食政策和工作场所餐饮指南"的政策工具，旨在引导和支持企业制定和执行健康饮食政策，为员工提供营养丰富的食物选择。该指南涵盖食物采购、菜单规划、食物加工和供应等多个方面，帮助企业改进餐饮服务，促进员工健康。此外，政府还设立了由专业营养师和餐饮顾问团队提供的健康饮食咨询服务，针对个人需求进行菜单评估，以确保食品选择符合健康规范。咨询服务还包含烹饪和餐饮培训，旨在提升餐饮服务人员的专业技能，使其不仅能制作出健康又满足员工口味的餐食，还能提高员工对健康饮食的接受度和满意度。

（2）英国：英国的"责任协议"是一个集合食物和饮料行业利益相关者的倡议，旨在推动公共健康。协议中承诺改善工作场所的健康环境，特别是通过提供更健康的员工餐厅，确保员工能够轻松获得营养均衡的饮食。这一承诺得到了 165 个组织的积极响应并签署了协议，涵盖不同规模和类型的企业。这些企业通过参与责任协议，实现了提升员工餐饮质量和整体福祉的承诺，共同促进了更广泛健康生活方式的形成。

2. 本国证据

• 纲要、行动

《健康中国行动（2019—2030 年）》的合理膳食行动明确提出，制定实施集体供餐单位营养操作规范，开展示范健康食堂和健康餐厅创建活动。鼓励餐饮业、集体食堂向消费者提供营养标识。鼓励发布适合不同年龄、不同地域人群的平衡膳食指导和食谱。

• 推荐性指南

《营养健康食堂建设指南》于 2020 年 12 月 14 日发布，旨在为单位的职工食堂、中小学校和大专院校食堂提供指导。该指南要求食堂在烹饪时使用多种植物油，避免使用氢化植物油，并对使用情况予以公示。同时，应提供低盐、低油、低糖的菜品，减少高盐、高油、高糖菜品的供应，并确保食堂就餐场所不摆放盐和糖。此外，指南还强调了对食堂负责人、营养师和厨师等人员进行营养健康知识和防控传染病技能的定期培训。

十三、食物销售

食物销售政策主要评估政府是否通过制定和执行相关政策与计划支持健康食品的供应，并限制社区内不健康食品的供应，包括其销售密度和地理位置，以及商店内的产品陈列。通过优化零售环境，提升健康食品的可及性，激励消费者选择。同时，对不健康食品的营销和销售进行限制，减少这些产品的可获得性，从而减少消费者选购。这样有助于培养消费者健康的饮食习惯，提升公众健康水平。

通过对我国食物销售领域的 4 个指标进行综合评估，该领域相关政策的制定和执行程度为低等水平，详见表 2-14。

表 2-14　食物销售领域的得分情况

领域	等级[a]
食物销售	低水平
食物销售指标 1	低水平
食物销售指标 2	中等水平

领域	等级 [a]
食物销售指标3	低水平
食物销售指标4	中等水平

注: [a] 指依据政策制定和执行程度的百分比确定各指标、领域的政策制定和执行程度的等级, > 75% 为高水平, 50%～75% 为中等水平, 25%～50% 为低水平, < 25% 为极低水平。

（一）食物销售指标1

食物销售指标1主要评估政府政策法规的强制力度是否足以支撑地方政府对快餐店及不健康食品销售点的密度和位置实施限制。

1. 国际最优做法　多国已经采取了措施, 如韩国、美国和英国, 限制校园周边快餐店和不健康食物销售店的分布。

（1）韩国: 自2009年起, 依据《儿童饮食生活安全管理特别法案》, 韩国在校园周围200m内划设"绿色食物区", 禁止销售高热量、低营养价值的食品, 如糖果、冰激凌、碳酸饮料和汉堡等。截至2016年, 已有超过10000所学校周边实施了此措施。

（2）英国: 约15个地方当局出台了"补充规划文件"（supplementary planning documents）, 通常规定小学周边400m范围内不得开设加热食物外卖店。例如, 伦敦巴金-达格南自治市议会在2010年通过政策, 禁止在学校周边400m内销售加热食品。

2. 本国证据

我国地方政府已颁布多项政策, 限制校园及污染源周边快餐店和其他不健康食品销售点的密度与位置。

• 地方性政策

2019年10月1日起施行的《黑龙江省食品安全条例》规定: 幼儿园、中小学校门口两侧两百米范围内, 禁止设立食品摊区, 不得允许食品摊贩在此经营。《广东省食品生产加工小作坊和食品摊贩管理条例》同样规定: 幼儿园、中小学校周边不得作为食品摊贩的经营区域。此外,《陕西省食品小作坊小餐饮及摊贩管理条例》《安徽省食品安全条例》等地方性法规, 也出台了相似的限制措施。

2019 年 3 月 16 日,甘肃省市场监督管理局发布《关于校园及周边禁止销售"辣条"的通告》,明确在全省校园及其周边 200m 范围内,严禁销售"辣条"。随后,青海省、福建省漳州市、湖北省阳新县等地也相继出台了相似政策。

此外,自 2013 年 4 月 1 日起施行的《北京市夜市餐饮服务食品安全监督管理办法》规定,夜市餐饮服务经营活动应在区县人民政府及相关部门指定的区域内进行,且须与中小学校和托幼机构门口保持 200m 以上的距离。

(二)食物销售指标 2

食物销售指标 2 主要评估政策是否具有足够的强制力,以确保在现有的商店出售新鲜水果和蔬菜等健康食物。

1.国际最优做法

一些国家制定了相应的法律和法规,并开展了一系列的试点,旨在确保新鲜水果和蔬菜等健康食物的可及性。

(1)美国:2014 年 2 月,美国国会(the US Congress)正式建立健康食物融资计划(the healthy food financing initiative),旨在通过财政援助等方式,吸引健康零售店落户服务不足地区。该计划已向各州发放超过 1.4 亿美元赠款,以促进健康食品店的开设。截至 2016 年,美国有 23 个州已实施此融资计划。美国纽约实施"绿色购物车许可证"(green cart permit)计划,放宽地区限制,增加服务欠缺地区的新鲜水果和蔬菜供应。2008 年,纽约市向街头商贩提供了 1000 张绿色推车许可证,允许街头商贩在健康食品难以获取的社区销售新鲜农产品。2009 年,纽约市推出食物销售扩展支持健康计划(the food retail expansion to support health program of New York city,FRESH),鼓励杂货店为服务欠缺社区提供新鲜食品。

(2)英国:2004 年,苏格兰部分供应商和零售商启动了"健康生活社区商店"(healthy living neighborhood shops)试点项目,旨在提升全苏格兰的健康食品选择。该项目获得了苏格兰行政机构(Scottish Executive)的资助,并与苏格兰杂货商联合会(the Scottish Grocers' Federation)合作,为参与的零售商提供定制设备和免费的销售点(point of sale,POS)材料。

2.本国证据

我国出台了相关的部门规章和地方性政策,以保障蔬菜、生鲜食物等健康食物的可及性。

• 部门规章和规范性文件

2010 年 8 月 27 日，国务院发布了《国务院关于进一步促进蔬菜生产保障市场供应和价格基本稳定的通知》，明确要求加强"菜篮子"市长负责制，提升城市蔬菜批发与零售市场的建设、服务与管理。强调增加零售网点，推进标准化菜市场发展，并为流动菜摊在特定时段提供专门销售区，便利居民购买。对蔬菜农贸市场和社区菜店建设提供必要补贴，整治市场乱收费问题，降低摊位费。同时，督促市场提高服务意识，为零售商贩创造便利条件。

• 地方性政策

为保障蔬菜、生鲜食品供应，我国多个城市出台了地方性政策。例如，北京、厦门、武汉、大连、太原、西安等城市实施蔬菜直通车政策，将新鲜蔬菜直接送至社区，满足居民日常需求。

（三）食物销售指标 3

食物销售指标 3 主要评估政府是否制定并实施了有效措施，推动食品销售商增加健康食品供应，并有效限制不健康食品的销售。

1. 国际最优做法

有些国家已经采取相应的措施激励食物商店增加健康食物的供应，并限制不健康食物的供应。美国：美国通过特殊补充营养计划（the special supplemental nutrition program for women, infants, and children, WIC）激励食品商店增加健康食品供应，并限制不健康食品。WIC 授权商店须储备健康产品，如全麦面包等。

2. 本国证据

我国有相应的法规着重关注学校健康食物环境的建设。

• 法律法规

2019 年 4 月 1 日，教育部、国家市场监督管理总局、国家卫生健康委员会等部门联合制定的《学校食物安全与营养健康管理规定》开始施行。该规定明确提出：中小学、幼儿园一般不得在校内设置小卖部、超市等食物经营场所。若确有需要，须依法取得许可，并避免销售高盐、高糖、高脂食品。

（四）食物销售指标 4

食物销售指标 4 主要评估政府是否出台政策，推动食品销售场所如超市、批发市场和食品集散中心加大对健康食品的推广与供应，同时限制不健康食品的宣传与销售。

1.国际最优做法

一些国家已经建立了多项政策，以鼓励食物售卖场所增加健康食品的推广和供应，同时减少不健康食品的市场推广和销售。

（1）新加坡：新加坡实施"健康大排档"（healthier hawke）项目，政府与大排档协会合作，激励食品供应商提供更健康的选择，如全麦面条、米饭，减少饱和脂肪酸食用油、盐和酱油的使用，增加蔬菜比例。截至 2015 年 9 月，健康餐食销量翻倍，从 2014 年 6 月的 52.5 万份增至 110 万份。

（2）美国：美国旧金山自 2011 年 12 月起实施《健康食物奖励条例》（health food incentives ordinance），限制餐馆（含外卖）提供儿童餐相关玩具和免费物品，除非食物符合特定健康标准。

2.本国证据

我国已开展多项行动，激励食品销售场所增加健康食品的推广与供应，同时减少不健康食品的市场推广。

• 纲要、行动

在国家卫生健康委员会指导下，我国自 2017 年 6 月开始实施"中英减盐行动"，针对餐馆高盐问题采取以下措施：通过减盐桌贴、桌牌，减盐视频与海报，减盐折页与盐量标识菜单，营造减盐环境，引导消费者主动要求少盐；对服务员和厨师进行减盐技能培训；帮助厨师掌握减盐烹饪技巧；通过"减盐示范餐厅"评选、减盐技能大赛和减盐菜品品尝等活动，激发餐馆参与减盐行动的积极性。

《全民健康生活方式行动方案（2017—2025 年）》的"三减三健"专项行动，明确重点人群为餐饮从业人员、儿童青少年、家庭主厨，旨在通过控制食盐、油脂和添加糖的使用量，减少含糖饮料供应，以促进健康生活方式。

• 推荐性指南

《营养健康餐厅建设指南》于 2020 年 12 月 14 日公布并实施，适用于餐饮服务经营者。该指南提倡餐厅对低盐、低脂、低糖菜品进行醒目标识,并增加菜单中此类菜品的比例。

十四、食物贸易

食物贸易主要是指政府确保贸易和投资协议与保护食品主权、推动健康食品发展等方面保持一致,同时与国内卫生及农业政策紧密衔接,且不会助长不健康食品的消费环境。食物贸易与投资政策对于保障食品安全和促进经济发展至关重要。这些政策通过稳定国内食品供应链、引导健康消费趋势、支持农业发展、维护市场竞争以及促进经济多元化,对国家食品安全、公民健康、农业发展以及经济实力都具有重要的战略意义。

通过对我国食物贸易领域的 2 个指标进行综合评估,该领域相关政策的制定和执行程度为中等水平,详见表 2-15。

表 2-15　食物贸易领域的得分情况

领域	等级 [a]
食物贸易	中等水平
食物贸易指标 1	中等水平
食物贸易指标 2	中等水平

注:[a] 指依据政策制定和执行程度的百分比确定各指标、领域的政策制定和执行程度的等级,> 75% 为高水平,50%~75% 为中等水平,25%~50% 为低水平,< 25% 为极低水平。

(一)食物贸易指标 1

食物贸易指标 1 主要评估政府在签订国际投资贸易协定时,是否采取措施确保对协定可能给粮食环境、人口营养与健康带来的直接和间接影响进行全面评估和审议。

1. 国际最优做法

美国和欧盟国家:美国和欧盟国家强制要求对所有新的贸易协定进行包括健康影响评估在内的环境影响评估。

2. 本国证据

• 法律法规

我国在进出口食品检疫中遵循世界贸易组织协定中的卫生和植物检疫(sanitary and phytosanitary, SPS)条款,对新的贸易协定进行卫生与植物卫生评估, 涵盖对人类健康影响的评估。

（二）食物贸易指标 2

食物贸易指标 2 主要评估政府是否通过实施规范化管理并确保持续稳定的资源投入, 以加强其在公共卫生领域的监管能力。

1. 国际最优做法

许多国家通过制定法规, 采取规范化管理并确保资源的稳定投入, 以增强政府在公共卫生营养领域的监管影响力。

（1）多国：许多国家都遵循世界贸易组织协定中的 SPS 条款, 但这些条款通常不涉及公共卫生营养的监管。

（2）加纳：加纳制定了标准, 限制牛肉、猪肉、羊肉和家禽中的脂肪含量, 以应对贸易自由化带来的低质量肉类进口问题。这些标准规定了剔骨畜肉 / 切块肉的最大脂肪含量百分比, 具体为：牛肉＜ 25%、猪肉＜ 25%、羊肉＜ 25% 或＜ 30%(不去除背部脂肪), 以及禽肉和 / 或禽肉附件的最大脂肪含量应＜ 15%。

2. 本国证据

我国已建立相关法律法规、纲要行动和国家贸易协定, 这些措施在一定程度上确保政府在公共卫生营养领域的监管能力。

- 法律法规

我国在进出口食品检疫中遵循世界贸易组织协定中的 SPS 条款。

- 纲要、行动

《"健康中国 2030" 规划纲要》明确指出, 加强进口食品准入管理, 加大境外源头食品安全体系检查力度, 有序建设进口食品指定口岸。同时, 推动地方政府建设出口食品农产品质量安全示范区。

- 国家贸易协定

2020 年 1 月, 我国与美国签署《中华人民共和国政府和美利坚合众国政府经济贸易协议》, 我国要求保留对美国肉类和禽肉食品安全监管体系的核查权利, 包括与美国食品安全检验局协调对美国肉类和禽肉工厂进行代表性核查。

第三章
我国健康食物环境政策SWOT分析

结合我国食物营养政策的评估结果,采用 SWOT 方法分析我国食物营养政策的优势、劣势、威胁和机会,旨在分析和总结我国健康食物环境已有的进展和值得继续推广的做法、经验以及薄弱环节,了解与国际最优做法相比存在的亟待提升的领域,以抓住机遇、把握机会,进一步完善我国食物营养政策。

第一节　优势

一、党和政府高度重视居民营养与健康,颁布多项食物营养政策、行动或纲要

为改善居民食物与营养状况,我国政府陆续颁布多项食物营养相关政策、纲要和行动计划等。不同时期,我国食物营养政策有所不同,且均发挥着重要作用。在新中国成立至改革开放时期(1949—1978 年),面对自然灾害、食物供应短缺和营养不良等棘手问题,提出了种植大豆、实行粮票供给制、"九二米"、"八一面"的粮食加工政策等,有效保证了粮食供应与居民基本营养需求。在改革开放至进入新世纪阶段(1979—2001 年),我国食物产量大幅度增长,结束了粮食长期短缺的历史,人民食物消费总量迅速提高,城乡食物消费处于由温饱型向小康型过渡的时期,粮票制度取消,粮食供求开始依据市场经济规律发展,我国居民的营养健康状况开始稳步提升,人们对于食物的

要求开始由"吃得饱"向"吃得好"转变,恢复营养学科建设,调整人民饮食消费习惯和日常饮食结构、改善营养不良相关疾病是此阶段营养政策的主要目的与作用。在全面建设小康社会时期(2002—2015 年),我国食物营养政策的核心目的是保障食品安全、推动营养立法,保证居民特别是重点人群的合理膳食与营养素摄入、平衡城乡之间的营养不均,以及减少营养不良和肥胖的发生率。在"健康中国"建设时期(2016 年至今),我国农产品综合生产能力稳步提高,食物供需基本平衡,食品安全状况总体稳定,居民营养健康状况明显改善,我国发布或启动并实施了《国民营养计划(2017—2030 年)》《健康中国行动(2019—2030 年)》"三减三健"全民健康生活方式行动等多项行动计划,这一阶段的营养政策所关注的重点是完善营养法规体系,营造营养健康环境,推动营养健康产业发展,进一步提升居民和重点人群营养健康素养和营养健康水平。

二、政策、行动或纲要关注并提出食物营养预防慢性病的相关指标或要求

《"健康中国 2030"规划纲要》中针对居民健康素养水平、重大慢性病过早死亡率等健康生活、健康水平、健康服务与保障、健康环境与健康产业等都提出了明确的指标要求。《中国防治慢性病中长期规划(2017—2025 年)》的主要指标包括心脑血管疾病死亡率、高血压患者管理人数、糖尿病患者管理人数、健康素养水平、人均每日食盐摄入量等。《健康中国行动(2019—2030 年)》的十八项重大行动中包括合理膳食行动、全民健康行动、健康知识普及行动等与慢性病和食物营养相关的行动。

三、专项行动计划重点关注改善特定生理阶段人群的营养健康水平

我国已开展多项专项行动计划,旨在改善特定生理阶段人群的营养健康水平。为贯彻落实《中国儿童发展纲要(2011—2020 年)》和《中国农村扶贫开发纲要(2011—2020 年)》,改善贫困地区婴幼儿的营养和健康状况,提高儿童家长科学喂养知识普及程度,2012 年 10 月起卫生部与全国妇联合作实施贫

困地区儿童营养改善试点项目。通过为贫困地区 6~24 月龄婴幼儿补充辅食营养补充品（以下简称营养包）、开展项目人员管理和技术培训、开展社会动员、开展宣传活动及多种形式的健康教育活动等方式，普及婴幼儿科学喂养知识与技能，改善贫困地区儿童营养和健康状况。此外，我国居民物质生活水平随着经济发展不断提高，但是，中西部地区的一些农村依然经济落后，生活水平处在贫困线，部分中学生仍然有营养不良的问题存在。中央政府针对这种情况提出了贫困地区儿童营养改善计划，对于改善贫困家庭学生营养不良问题、减轻贫困家庭压力有着极大的作用。我国还发布了针对妇女及儿童营养健康改善的行动计划，包括《中国妇女发展纲要（2021—2030 年）》《中国儿童发展纲要（2021—2030 年）》等。

四、指南、倡议、标准、行动计划关注并提出食物成分和食物标签指标或要求

过多摄入烹调油会增加脂肪摄入，过多摄入反式脂肪酸会增加心血管疾病的发生风险，过多摄入添加糖／含糖饮料会增加龋齿、超重和肥胖等疾病的发生风险，过多摄入盐与高血压、脑卒中、胃癌和全因死亡有关。目前我国充分认识到营养与健康的关系，多项指南、倡议、标准、行动计划均关注了加工食品中油、盐、糖、反式脂肪酸等含量，已初步形成了门类齐全、结构相对合理、具有一定配套性和完整性的营养标准体系。2014 年国务院发布的《中国食物与营养发展纲要（2014—2020 年）》提到要重点发展营养强化食品和低盐、低脂食物。全民健康生活方式行动于 2016 年提出"三减三健"专项行动，倡导食品生产企业、餐饮企业进一步为公众提供低盐食品。《国民营养计划（2017—2030 年）》发展食物营养健康产业行动中指出，要优先研究加工食品中油、盐、糖用量及其与健康的相关性，适时出台加工食品中油、盐、糖的控制措施。对于婴儿食品，原卫生部对食品中反式脂肪酸的含量作出了限制。《健康中国行动（2019—2030 年）》合理膳食行动中指出，要制定实施集体供餐单位营养操作规范，开展示范健康食堂和健康餐厅创建活动，鼓励餐饮业、集体食堂向消费者提供营养标识。《中国食品工业减盐指南》鼓励饮食供应机构在非预先包装食物和饮品的标签、价目表及其他印刷品上提

供营养标签(或者以符号表示),包括标示食物的钠含量,让消费者作出知情选择。《食品安全国家标准 预包装食品标签通则》(GB 7718—2011)对所有的食品标签进行了规定,包括食品标签应清晰、醒目、持久;应使消费者购买时易于辨认和识读;应通俗易懂,有科学依据;应真实、准确,不得虚假、夸大等。

五、逐步建立国民营养健康状况调查与监测制度

为了解居民营养健康状况,我国分别于 1959 年、1982 年、1992 年和 2002 年完成了 4 次全国性的营养调查,并于 2010—2012 年开展了中国居民营养与健康状况监测。2014 年,国家卫生计生委办公厅印发《中国居民慢性病与营养监测工作方案(试行)》,从 2014 年开始,每 3 年完成一轮中国居民慢性病与营养监测工作。为了进一步了解我国大、中、小学生的健康状况和体质发展变化状况,以及少数民族学生的体质与健康状况,自 1985 年开始,由教育部、国家体育总局、卫生部、国家民族事务委员会、科学技术部、财政部共同组织全国学生体质与健康调研。该调研每 5～6 年开展一次,面向中小学生,检测项目包括身体形态、生理功能、身体素质、健康状况 4 个方面的24 项指标。不同时期的全国性调查中,积累了大量我国居民营养健康状况数据,对已有食物营养政策的实施和执行程度进行监测和评估具有重要意义,不仅可以确保政策的落实,保障改善食物环境工作取得有效进展,也可为政策和计划的调整和完善提供科学支持,并为相关政策的制定提供借鉴和经验。

六、食物营养科技发展迅速,为政策落实和效果评估提供了科学手段和方法

农业生产技术的进步,保证了食物的充足供给,目前我国正向营养导向型农业发展。新兴食品监测和检测技术为食品安全提供了保障,有效降低了食品安全风险。食品营养科学技术在基础研究、病因研究、应用研究等方面有较大发展,促进了食品质量的提高。食品营养科技的迅速发展为落实食物营养政策及其效果评估提供了科学手段和方法。

第二节 劣势

一、我国食物营养立法工作正当其时，食物营养法律体系亟待完善

通过营养立法可强化国民的营养意识，推动国家和地方食物营养政策和行动，保障营养相关工作的顺利开展与落实，有助于改善居民营养健康水平，增进民族整体素质和健康状况，保障社会稳定与和谐发展。国外的营养立法工作从 20 世纪 40 年代起步，美国、日本都已建立了较完备的营养政策法律体系，如美国的《国家学校午餐法》《儿童营养法》《全国营养监测和相关调查法案》等，日本的《营养师法》《营养改善法》等，均明确规定了各项营养计划的实施办法、责任部门、财政投入等重要内容，保障了营养政策的推行。菲律宾、泰国、印度等国家也先后制定了营养相关法律，对其国民营养改善和健康水平提高起到了良好的促进作用。而我国营养立法几乎空白，但从 20 世纪 80 年代起，我国一些营养学家和社会人士就开始呼吁进行有关营养立法相关工作。1985 年，卫生部就临床营养工作的重要性下发文件，即《卫生部关于加强临床营养工作的意见》，明确了营养工作在临床医疗中的地位。1988 年在卫生部的领导下，由营养专业人员起草了《中华人民共和国营养管理条例》，但由于各方面的原因，该条例未被采纳执行。1997 年为落实《中国营养改善行动计划》，卫生部通过中国营养学会组织收集了大量资料，并初步形成了《营养师法》草案。然而，目前我国食物营养政策没有法律保障，政策难以实施，阻碍了相关工作的开展。我国现有的政策基础、社会经济发展状况、营养科技条件与社会需求都显示，我国食物营养立法工作正当其时，食物营养法律体系亟待完善，且具有高度可行性、紧迫性。

二、食品营销等部分领域食物营养政策尚需要启动

政府的政策、行动计划等对于改善食物环境和减少肥胖、与饮食有关的

慢性非传染性疾病等至关重要。本报告发现,我国关于食物与营养的政策尚不完善,且部分领域相关营养政策尚属空白。例如,针对加工食品中油盐糖等成分含量的规定、食物营销、食物售卖等方面尚缺乏有力政策。目前我国尚无相关法律、法规、指南等限制各种非广播媒体(如网络、购买点、包装、赞助、户外广告等)向儿童暴露和宣传不健康食品。我国暂无相关政策对含糖饮料等其他不健康食品的征税做出规定。此外,我国尚无法律法规限制快餐店或其他出售不健康食品的商店的密度或位置,尚无法律法规规定食品售卖场所必须增加健康食品并减少不健康食品的推广和供应。政策制定和执行程度为低水平的领域包括食物营销、食物售卖领域,此为我国食物营养政策的薄弱环节和空白领域。

三、营养政策落实过程的组织实施与统筹协调有待加强

营养政策、行动、纲要的落实涉及众多政府部门、社会团体、学术科研机构和企业等方方面面,需要有配套的具体落实方案,建立各方参与的协调、沟通和工作机制,推进方案的落实和实施。《"健康中国2030"规划纲要》指出,要坚持正确的卫生与健康工作方针,坚持健康优先、改革创新、科学发展、公平公正的原则,以提高人民健康水平为核心,以体制机制改革创新为动力,从广泛的健康影响因素入手,以普及健康生活、优化健康服务、完善健康保障、建设健康环境、发展健康产业为重点,把健康融入所有政策,全方位、全周期保障人民健康,大幅提高健康水平,显著改善健康公平。但由于缺乏具体工作方案和机制,导致我国营养政策、行动、纲要的落实存在阻碍。与国际最优做法相比,我国整体的政策制定和执行程度属于中等水平。政府各部门和各级政府机构之间需要建立组织实施的相关举措、形成统筹协调平台和协同增效的机制,以确保各机构能够同步、高效地制定和落实改善粮食环境、人口营养、与饮食有关的慢性非传染性疾病及其相关不平等方面的食物营养政策和行动。

四、加强营养政策、行动、纲要实施效果评估

对已有食物营养政策的实施和执行程度及其效果进行监测和评估具有重

要意义，不仅可以确保政策的落实，保障改善食物环境工作取得有效进展，也可为政策制定、修订与完善提供借鉴和经验。缺乏对食物营养政策实施现状和效果的评估，将可能导致食物营养政策的推广和落实遇到挑战和难题，并使得落实工作陷入瓶颈，如可能存在各方权责不明确、缺乏落实方案、缺乏政策落实过程中的协调反馈机制、缺乏政策落实效果的具体评价标准与体系等问题，进而影响已制定政策发挥其应有的作用。在对食物营养政策的评估上，国际上已有部分国家采用科学方法进行了食物营养政策的评估。在国际现有相关研究中，质量较高的食物营养政策评价工具有健康食物环境政策指数（Food-EPI），使用这一方法对各国政策的制定和执行情况进行评估，将有助于各国政府在预防肥胖和慢性非传染性疾病方面发挥作用。从长远来看，Food-EPI还将提供一个丰富的全球数据库，用于研究肥胖和慢性非传染性疾病的决定因素，并评估现有和新出台政策的影响。我国也需要加强营养政策、行动、纲要实施效果评估，适时、系统地监测和评估我国食物营养政策制定、落实和执行现状，为政策和计划的调整和完善提供科学支持，并为相关政策的制定提供借鉴。

五、食物与营养标准、食物成分和食物标签体系有待进一步完善

为了加强营养改善工作，促进营养工作的规范化，须健全卫生标准管理体系，虽然我国已初步形成了门类齐全、结构相对合理、具有一定配套性和完整性的营养标准体系，但还有待进一步完善。目前，国家部分标准仅对预包装食品营养成分的强制标示内容做出规定，尚无相关法律法规对加工食品中反式脂肪酸、饱和脂肪酸、添加糖的总量做出限制，也无强制性的红绿灯标示、警告标示等简明的标签系统，特别是在餐饮场所张贴营养健康信息方面还存在一定差距。因此，在下一步的工作中，政府可以通过多项政策与行动，鼓励和引导餐厅就特定菜品中特定食物成分含量进行标注，对预包装食品的营养成分表和营养声称提出具体要求并建立监管体系，使消费者能够了解售卖食品的营养质量和能量含量，以便消费者在购买和食用时做出明智的选择。

第三节 威胁

一、地区之间的食物环境发展不均衡

我国幅员辽阔,地理环境的地域差异大,形成了我国丰富多样的饮食文化和各具特色的地方菜系,因此我国不同地区间食物环境差异较大。制定符合我国国情且符合不同地区居民饮食文化特色和需求的食物营养政策,需克服更多困难,开展更多探索性研究,以形成可复制、可推广的改善食物环境模式、方法、技术或行动方案。因此,在进行食物环境改善工作时,有针对性的区域化措施显得更为重要,这也向食物环境改善工作提出了更大的挑战。

二、多部门协作机制构建和运筹存在瓶颈

食物环境改善工作的开展需要得到社会各部门的支持和协作,政府在其中应发挥积极作用,建立多部门合作机制,协调食品生产业、销售业、卫生部门、大众媒体等相关主体,联合相关科研机构,以保证食物环境改善工作的顺利开展和有效实施。目前,我国已出台一些纲要和行动以及计划,促进政府各部门及各级政府机构之间形成明确的协调及合作机制,以确保食物、肥胖和与饮食相关慢性非传染性疾病的预防政策可以很好地实施。例如,按照《国民营养计划(2017—2030年)》要求,国家卫生健康委、教育部、农业农村部、国务院扶贫办等18个相关部门共同组建了国民营养健康指导委员会。其成立的主要目的是建立部门合作机制,加强对《国民营养计划(2017—2030年)》实施的领导、协调和指导,统筹推进营养健康工作。但目前我国相关工作还是以卫生部门为主,其他相关部门如食品生产业、销售业等缺乏充足的工作主动性,多部门协作机制构建和运筹存在瓶颈。应该结合实际情况,进一步加强各部门及各级机构之间的协调与合作机制,确保食物及营养政策的制定与实施,同时颁布相关的法律法规等强制性措施保证相关制度的执行。我国政府早已认识到实施健康食品政策需要与食品商业部门之间进行交流、反馈,

并已经建立了许多良好的平台以推进健康食品政策的实施,包括中国食品药品企业质量安全促进会、中国奶业协会、中国饮料工业协会等行业协会,但主要是通过行业自律,而相关工作的深入开展仍需要更多部门的参与。此外,与英国相似,我国现有政策多为倡导性,缺乏强制性的法律法规,因此需要加强相关法规的制定和实施。另外,我国政府与地方组织之间存在明确的合作机制,并在此基础上开展了以改善食物环境为目标的多方面、多维度且覆盖面较广的合作,建议政府与地方继续保持良好互动,互惠互利。

三、我国居民营养素养有待提升

营养素养是健康素养的重要组成部分,也是提高人口素质、改善居民营养状况和防控营养相关慢性病的重要因素。《中国食物与营养发展纲要(2014—2020 年)》《中国食物与营养发展纲要(2025—2030 年)》《"健康中国 2030"规划纲要》《国民营养计划(2017—2030 年)》《健康中国行动(2019—2030 年)》《全民健康素养促进行动规划(2014—2020 年)》等多项重要国家政策文件均提出关注生命全周期的营养健康,提升国民营养素养水平。目前,在我国健康素养评价体系和监测中,缺乏营养素养内容,无法准确、客观地反映民众营养素养水平,尚无我国居民营养素养的大规模监测,有待采用权威且标准化的营养素养评估工具,进一步开展和监测我国居民营养素养水平,提升居民营养素养水平。

四、新媒体平台迅猛发展,知识获取渠道多,但质量良莠不齐

科学技术的不断发展和公众对科学技术的强大需求推动了科普事业的发展。在新的历史条件下,加强科学技术传播与普及,是落实国家发展战略的要求及社会发展的需要。因此,做好科普工作对于我国实现创新发展是重中之重的事情。在信息化时代,营养健康信息传播的形式多、途径广,但营养健康信息质量良莠不齐,居民对真假信息难以辨别,容易产生误导。这给营养健康宣教带来机会的同时,也带来了诸多困难,保证正确、科学的营养宣教信息显得尤为重要。政府、卫生健康部门、卫生专业机构、官方媒体等应建立科

普平台,提供科学、正确的健康信息,居民应主动关注健康信息,能够获取、理解、甄别、应用健康信息。

五、缺乏以健康为导向的食物价格、食物营销、食物销售的相关法律法规

政府的食物财政政策会对食物价格产生重大影响,故可以通过对健康食品和不健康食品施行不同的税收政策(如消费税、关税等)来影响人们对食物的选择。我国有部分关于食物价格的规定,如《中华人民共和国企业所得税法》第二十七条明确规定,对于企业从事蔬菜、谷物、薯类、油料、豆类、棉花、麻类、糖料、水果、坚果的种植所得部分,免征企业所得税。我国政府对包括玉米、大豆、马铃薯等重要粮食的种植提供补贴,以降低其购买价格,同时国家对于奶畜养殖也提供了一定的补助。但是相较国际最优做法,我国并没有直接对生产健康食品的基础设施或其他销售与运输流程进行补贴,在政策执行程度上也有一定的进步空间。此外,我国并没有任何对包括含糖饮料在内的不健康食品进行额外征税的法律法规。

食物营销是一种特殊的市场营销策略,同时也是食物环境的重要组成部分,过度利用食物营销将不健康的高油、高盐和高糖食物推销给居民,特别是儿童,会造成包括增加儿童时期超重肥胖风险在内的多种不良后果。我国尚缺乏针对食物营销和食物价格的相关法律法规,食物营销仅关注价格和销售量却忽视了健康,目前仅有对部分特殊生理阶段人群食品影响的相关规定,或仅为推荐性标准而非强制性标准。例如,《中华人民共和国广告法》第二十条规定:禁止在大众传播媒介或者公共场所发布声称全部或者部分替代母乳的婴儿乳制品、饮料和其他食品广告;第三十八条规定:不得利用不满十周岁的未成年人作为广告代言人。《中国食品工业减盐指南》推荐食品企业在符合营养标签法规和广告要求的前提下,鼓励开展低钠食品的推广与宣传,同时限制在电视结束的"黄金时段"进行高钠食物(特别是针对儿童的食物)的市场推广或广告宣传。《深圳经济特区健康条例》规定:酒精饮料、碳酸饮料的销售者应当在货架或者柜台上设置符合标准的健康损害提示标识。酒精饮料、碳酸饮料健康损害提示标识的制作标准和设置规范由市卫生健康部门制

定,并向社会公布。由于利益驱使,食品企业和食物售卖场所往往忽视健康/不健康食物的问题。不健康的食物摆在更容易获得的位置、更多的促销活动、铺天盖地的广告宣传等,这些都容易促进不健康食物的消费。我国并没有出台具有强制力的法律法规来限制食品企业通过媒体向儿童进行不健康食品的营销,这会增加儿童的健康风险,同时对于儿童养成健康的饮食习惯产生不良影响。

在食物销售领域,我国已出台多项地方性政策以限制校园周边快餐店以及其他出售不健康食品零售店的密度和位置,并出台了相关的部门规章和地方性政策以保障蔬菜、生鲜食物等健康食品的可及性。例如,2013 年 4 月 1 日起实施的《北京市夜市餐饮服务食品安全监督管理办法》要求夜市餐饮服务经营活动应当选择在所在地区县人民政府及其有关部门指定的区域内,需要距离中小学校和托幼机构门口 200m 及以上。然而,我国现有相关政策只局限为地方性政策,缺乏全国性的法律法规,且多为推荐性政策而非强制性政策,目前相关政策的执行和落实程度有待进一步加强和改善。

第四节　机会

一、有可借鉴的食物营养政策相关工作的成功经验

2012 年 WHO 在 *Population-based Approaches to Childhood Obesity Prevention* 策略报告中,首次提及通过实施基于全人群的广泛政策和措施,包括法律法规、税收和补贴、食物营销等,创造促进健康的食物环境和身体活动环境,以预防儿童肥胖。世界各国已对食物环境问题给予高度重视,部分发达地区已经开始实施相关改善策略。例如,墨西哥、法国、智利等国家实行含糖饮料征税政策;美国洛杉矶市政府在快餐店过多的部分街道推行了一项"快餐店瘦身计划",除了限制新开快餐店外,还要酌情减少现有快餐店的数量,同时建立可供居民选择的其他类型餐馆;韩国禁止在学校 200m 范围内销售被食品药品监督管理局认定为不健康的食品;美国很多地区都规定禁止在

所有小学、初中和高中 500 英尺（1 英尺 =0.3048m）范围内建造快餐店等。国外的这些成功经验为我国食物环境改善工作提供了借鉴。

二、我国政府高度关注营养健康问题，颁布系列相关政策

在不同历史时期，我国党和政府制定了相应的健康食物环境相关政策来保证居民的食物供给和营养摄入，促进居民营养健康状况改善。新中国刚成立时，面对自然灾害、食物供应不足和营养不良等棘手问题，提出种植大豆、实行粮票供给制、"九二米"、"八一面"的粮食加工政策等；改革开放以后，城乡食物消费处于由温饱型向小康型过渡时期，发布了调整人民饮食消费习惯和日常饮食结构、改善营养不良相关疾病的营养调查任务与相关指南，如全国营养与健康调查、权威膳食指南以及膳食营养素参考摄入量等；建设小康社会时期，制定了一系列食物营养政策、规划、纲要和行动计划以保障食物供给、营养均衡发展、生产与消费统筹协调发展的整体化发展；在"健康中国"建设时期，营养政策的重点是营造健康环境，推动营养健康产业发展，进一步提升居民和重点人群营养健康素养和营养健康水平，以"促进以治病为中心向以人民健康为中心转变"为行动目标，发布或启动并实施了《国民营养计划（2017—2030 年）》《健康中国行动（2019—2030 年）》、"三减三健" 全民健康生活方式行动等多项行动计划，坚持以人民健康为中心，以普及营养健康知识、优化营养健康服务、完善营养健康制度、建设营养健康环境、发展营养健康产业为重点，立足现状，着眼未来，关注国民生命全周期、健康全过程的营养健康，将营养融入所有健康政策，不断满足人民群众营养健康需求，提高全民健康水平，为建设健康中国奠定坚实基础。

三、我国居民健康意识增强，重视日常饮食，关注生活方式

随着生活水平的提高，通过政府、社会、个人的共同努力，我国居民健康状况得到明显改善。居民对日常食物的营养需求已从"吃得饱"过渡到"吃得好、吃得营养、吃得明白、吃得科学、吃得健康"，同时也需要"吃得文明"。大众对日常食物营养的重视程度有了明显提升，居民自身健康管理意识不断增

强。从全国监测数据看,定期测量体重、血压、血糖、血脂等健康指标的人群比例大幅提升。居民对健康品质生活的诉求越发明显,给改善食物营养环境提供了契机。

四、农业、食品安全及营养相关科学技术快速发展,提供了技术支持

随着科学技术的发展与提高,我国农业、食品安全及食品营养科技也迅速发展。新中国成立以来,我国农业走过了辉煌的发展历程,取得了举世瞩目的历史成就。伴随我国农业科技水平的不断提升,杂交水稻、病虫害监测与预警体系、农业机械化、冷冻冷藏等技术的出现和成熟,使得食物综合生产能力大幅提升,粮食产量总体呈现较快的增长趋势,百姓餐桌越来越丰富。食品安全方面,溯源控制体系的建立,危害分析和关键控制点(hazard analysis and critical control point, HACCP)体系的建立,固相萃取、微波萃取、超临界提取、加热溶剂萃取等食品检测技术的发展和应用,食品安全风险监测网络构建等技术的应用,保证了居民的食品安全。食物营养方面,食物营养与健康科研的深入开展、食盐加碘技术和防治碘缺乏病工作计划的推广、历年全国营养与健康调查的开展、《中国居民膳食营养素参考摄入量》《食物成分表》《中国居民膳食指南》的制定、真空冷冻干燥等食物加工科技的发展、智慧餐厅的形成等,为改善食物营养环境提供了保障和支持。

第四章
建议

依据我国食物营养政策的评估结果,对我国食物营养政策制定、修订和完善提出以下建议,旨在共建健康食物环境,共促人人健康。

一、加强营养立法体系建设,推动国民营养健康目标实现

健康中国建设离不开国民营养水平的提高,改善国民营养素质是推进健康中国建设的坚实基础。营养改善是一个国家系统工程,必须有坚实的法律制度、行动规划和实施体系。国家需要根据发展的不同阶段和需求,确立近期和远期的营养目标、策略和措施。加快营养立法是依法推进国民营养改善、实现健康中国战略目标的重要保障。以立法的形式确立国家营养改善制度,有助于依法开展国民营养工作,可为贯彻实施《健康中国行动(2019—2030年)》《国民营养计划(2017—2030年)》等营养政策提供强有力的保证,推动国民营养健康目标实现。目前我国食物营养政策没有法律保障,难以实施,阻碍了相关工作的开展。我国现有的政策基础、社会经济发展状况、营养科技条件与社会需求都显示,我国食物营养立法工作正当其时,食物营养法律体系亟待完善,且具有高度可行性、紧迫性。

二、利用自身优势,借鉴国外先进经验,建立政府主导、多部门联动的食物营养政策落实的工作协调机制和措施

应借鉴国外成熟的健康食物环境建设经验,结合我国已有的工作体系,完善我国食物环境建设的相关工作机制。应在重视食物环境改善的前提下,大力扩宽现有工作体系,加强国家营养工作的顶层设计和制度建设,建立多

部门联动、全社会参与的营养改善工作机制，形成政府主导、行业促动、科学支撑、多方融合的全社会共建共享营养工作新格局，有效调动各方力量，加强工作力度，从个人、家庭、社区、社会等多个水平开展食物环境改善工作，减少由于不良饮食行为造成的健康危害，降低国家的疾病负担。同时，有必要研究并出台与政策相关的配套措施，开展营养改善策略研究，特别是有助于协助政策落实的工作方案、详细指标、适宜技术和工具包，这对于政策落地和改善居民健康至关重要。

三、加大基础工作的资源与资金支持，并建立政策效果监测和评估体系

在以创造健康的食物环境、改善人口营养、减少肥胖、减少与饮食相关慢性非传染性疾病及其不平等为目标的"人群营养促进"方面，应加大基础工作的资源与资金支持和投入，加强分析"人群营养促进"预算占整个卫生支出的比例和／或占与饮食相关慢性非传染性疾病负担的比例，是否足以减少与饮食相关慢性非传染性疾病，对旨在改善食物环境、减少肥胖、减少慢性非传染性疾病及其相关的不平等的科学研究进行资助，建立以改善人口营养为目标、有可靠资金来源的健康促进机构。

效果评估和监测是制定合理营养政策的基石，应尽快建立科学的政策实施效果监测和评估体系，完善技术方法，利用获取的及时数据为相关部门制定法规策略提供依据。建立并完善政策监测和评估体系机制，不断评估和提升我国食品营养与安全工作能力，有助于切实提高居民营养健康水平。

四、建立专业营养机构和体系，建设信息整合机制和平台，为落实政策提供人才和信息支撑

应在全国构建营养工作体系，在各省（自治区、直辖市）建立专业营养机构，培养专业队伍，积累以需求为导向，培养创新性应用型人才库，形成稳定的工作团队，有助于形成制度化、常态化、长期化的营养工作局面。建立并推行食品营养与食品安全重大信息和数据的资源整合与共享、共商、共治机制，加强信息平台建设和大数据技术应用，形成我国居民营养健康数据库，为制

定食物营养政策提供科学数据和依据。

五、规范食物成分和食物标签相关法律规范或标准、指南，促进居民明白选择健康食物

我国已充分认识到营养与健康的关系，多项指南、倡议、标准、行动计划均关注了加工食品中油、盐、糖、反式脂肪酸等营养素的含量，目前已初步形成了门类齐全、结构相对合理、具有一定配套性和完整性的营养标准体系和食物标签标准、指南或推荐。但部分国家标准仅对预包装食品营养成分的强制标示内容做出了规定，尚无相关法律法规对加工食品中反式脂肪酸、饱和脂肪酸、添加糖的总量做出限制，也并无强制性的红绿灯标示、警告标示等简明的标签系统，有必要进一步规范食物成分和食物标签相关法律规范或标准、指南，促进居民明白选择健康食物，正确决策。

六、加强对食物价格、供应、贸易和投资以及售卖和营销的管理，共建健康食物环境

目前，对于食物价格、供应、贸易和投资以及售卖和营销的管理是我国食物营养政策的薄弱环节和空白领域，针对加工食品中油盐糖等成分含量的规定、食物营销、食物售卖等方面尚缺乏有力政策；尚无相关法律、法规、指南等限制各种非广播媒体（如网络、购买点、包装、赞助、户外广告等）向儿童暴露和宣传不健康食品；暂无相关政策对含糖饮料等其他不健康食品的征税做出规定；尚无法律法规限制快餐店或其他出售不健康食品商店的密度或位置；尚无法律法规规定食品售卖场所必须增加健康食品并减少不健康食品的推广和供应。需进一步加强对食物价格、供应、贸易和投资以及售卖和营销的管理，共建健康食物环境。

七、提高居民营养素养，共建全民健康政策新局面

营养素养是健康素养的重要组成部分，也是提高人口素质、改善居民营养状况和防控营养相关慢性病的重要因素。《中国食物与营养发展纲要（2014—2020年）》《中国食物与营养发展纲要（2025—2030年）》《"健康中国

2030"规划纲要》《国民营养计划（2017—2030 年）》《健康中国行动（2019—
2030 年）》《全民健康素养促进行动规划（2014—2020 年）》等多项重要国家政
策文件均提出要关注生命全周期的营养健康，提升国民营养素养水平。《健康
中国行动（2019—2030 年）》的合理膳食行动中提出，居民营养健康知识知晓
率在 2022 年时要比 2019 年提高 10%，2030 年时要比 2022 年提高 10%。《国
民营养计划（2017—2030 年）》中提出，到 2030 年，居民营养健康知识知晓
率要比 2020 年提高 10%。随着营养健康相关政策的颁布，国民对营养健康
的需求日益提升，提高居民营养素养是实现全民健康、建设健康中国的有效
措施。

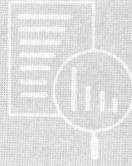

附　录

附录 1　我国食物营养政策的指标框架

部分	领域	各领域的良好做法说明	指标及各指标的良好做法说明
组织实施	组织领导	政治领导层面确保为政策和行动的愿景、规划、沟通、执行和评估提供强有力的支持，以创造健康的食物环境，改善人群营养，减少与饮食有关的不平等现象	组织领导指标 1：在改善食物环境、人群营养和与饮食相关的慢性非传染性疾病及其不平等方面存在着强有力的、公平透明的、政治上的支持 组织领导指标 2：为达到 WHO 和国家推荐的摄入量水平，政府制定了明确的人群营养摄入量目标 组织领导指标 3：制定并实施清晰明了的、有解释性的、以证据为基础的膳食指南 组织领导指标 4：有一个与国家需要和优先事项相联系的全面、透明和最新的执行计划（包括优先政策、计划策略等），以改善食物环境 组织领导指标 5：优先考虑减少饮食、营养、肥胖和慢性非传染性疾病方面的不平等
	支撑体系	政府建立确保透明度和问责制的结构，并鼓励社区在政策制定和实施中广泛参与和包容，以创造健康的食物环境，改善人群营养，减少与饮食有关的不平等现象	支撑体系指标 1：有强有力的制度来限制食物环境政策制定过程中的商业影响 支撑体系指标 2：确保制定政策时以证据为基础 支撑体系指标 3：确保制定政策时的透明度 支撑体系指标 4：政府确保向公众提供并定期传播营养信息和关键文件（预算文件、年度业绩审查和健康指标）

部分	领域	各领域的良好做法说明	指标及各指标的良好做法说明
	监测评估	政府的监测和情报系统（监测、评估、研究和报告）是全国性和定期的，足以评估食物环境、人口营养和与饮食相关的慢性非传染性疾病及其不平等现象，并可以评估在实现营养和健康计划目标方面取得的进展	监测评估指标 1：政府根据规范／指南／标准／目标定期监测食物环境（特别是食物中重点关注的营养成分，面向儿童的食物营销，学校等其他机构的膳食质量等）
			监测评估指标 2：定期监测成人和儿童的营养状况和食物消费情况
			监测评估指标 3：定期监测成人和儿童的超重和肥胖流行率
			监测评估指标 4：定期监测与饮食相关慢性非传染性疾病的危险因素和发生率（如流行率、发病率、死亡率）
			监测评估指标 5：对主要项目和政策进行充分评价，以评估其对实现营养和保健计划目标的有效性和贡献
			监测评估指标 6：定期监测在减少卫生不平等和影响健康的社会和经济决定因素方面取得的进展
	资源支持	在"人群营养促进"方面投入足够的资金，以创造健康的食物环境，改善人口营养，减少肥胖和与饮食相关的慢性非传染性疾病及其不平等现象	资源支持指标 1："人群营养促进"预算占整个卫生支出的比例和／或占与饮食相关的慢性非传染性疾病负担的比例，足以减少与饮食相关的慢性非传染性疾病的发生
			资源支持指标 2：政府资助的研究旨在改善食物环境、减少肥胖、减少慢性传染性疾病及其不平等现象
			资源支持指标 3：建立以改善人口营养为目标的、有可靠资金来源的健康促进机构

部分	领域	各领域的良好做法说明	指标及各指标的良好做法说明
	统筹协调	政府各部门、各级政府机构和其他部门(非政府组织、私营企业、学术界)都有协同作用的平台和机会,在改善粮食环境、人口营养、与饮食有关的慢性非传染性疾病及其不平等现象的粮食和营养方面的政策和行动时具有一致性、效率和有效性	统筹协调指标1:政府各部门和各级政府机构之间有强有力的协调机制,以确保食物、肥胖和与饮食相关的慢性疾病的预防政策在政府间有一致性和统合性 统筹协调指标2:政府和商业食品部门之间有正式的平台来实施健康食品政策 统筹协调指标3:政府与民间社会(学术界、专业组织、公共利益非政府组织和公民)在改善人口营养的食物政策和其他战略方面有定期互动和正式平台 统筹协调指标4:政府以广泛、有效和可持续的系统为基础与地方组织开展合作,从而在国家层面上改善食物环境
	将健康融入所有政策	政府制定了确保政策一致性的程序,并在制定政策时明确考虑政策对人群健康的影响	将健康融入所有政策指标1:在制定所有与食物有关的政策时,有程序来确保人口营养、健康结果和减少健康不公平能够得到充分、优先考虑 将健康融入所有政策指标2:在制定其他非食物政策时也有评估和考虑健康营养的程序(如健康影响评估)
政策	食物成分	政府建立了系统以确保尽量降低加工食品的能量密度和不健康的营养物质含量(如盐、饱和脂肪酸、反式脂肪酸、添加糖等)	食物成分指标1:政府制定了某些加工食品中需要特别关注的食物成分含量的目标/标准(如加工食品中的反式脂肪酸、添加糖、面包中的盐,煎炸用油中的反式脂肪酸)

续表

部分	领域	各领域的良好做法说明	指标及各指标的良好做法说明
	食物成分	政府建立了系统以确保尽量降低加工食品的能量密度和不健康的营养物质含量（如盐、饱和脂肪酸、添加糖等）	食物成分指标2：政府制定了餐饮场所食物中需要特别关注的食物成分含量的目标/标准（如反式脂肪酸、添加糖、盐等）
	食物标签	建立以消费者为导向的监管系统，用于监管食品包装和餐馆菜单上的标签，使消费者能够很容易地做出食品选择，同时应避免误导性的说法	食物标签指标1：所有包装食品的标签上都有符合食品法典建议的成分表和营养声明
			食物标签指标2：建立强有力的、以证据为基础的监管体系来批准和审查食品声明，从而确保消费者免受未经证实和易产生误导的营养健康声明影响
			食物标签指标3：所有加工食品都有单一的、一致的、简单的、有解释性的、以证据为基础的营养信息印在包装袋上，使消费者能容易地评估该产品是否健康
			食物标签指标4：所有快餐店的菜单上都有一致的、单一的、简单的、清楚的标签制度，使消费者能够了解售卖食品中的营养质量和能量含量
	食物营销	通过一种全面的管理方法，降低媒体对不健康食品的营销给儿童（特别是16岁以下）带来的影响（暴露和力量）	食物营销指标1：制定有效的规定来限制各种广播媒体（如电视、电台）向儿童暴露和宣传不健康食品
			食物营销指标2：制定有效的规定来限制各种非广播媒体（如网络、购买点、包装、赞助、户外广告等）向儿童暴露和宣传不健康食品
			食物营销指标3：制定有效的规定来确保儿童聚集的环境（如幼儿园、学校、体育场所、文化活动场所等）不受任何形式的不健康食品宣传的影响

部分	领域	各领域的良好做法说明	指标及各指标的良好做法说明
	食物价格	食物价格政策（如税收和补贴）与健康相一致，可以更容易地选择健康食品，并且其价格更便宜	食物价格指标1：尽量减少对健康食品的征税，以鼓励消费者选择健康食品（如减少或不征收水果和蔬菜的营业税、消费税或进口关税） 食物价格指标2：对不健康食品（如含糖饮料）征税，以限制消费者选择不健康食品，并将这些税收用于再投资，以改善人口健康 食物价格指标3：对膳食指南中建议的食品进行补贴，而不对不健康的加工食品（高盐、饱和脂肪酸、糖）提供补贴，补贴内容包括基础设施的资金支持（如研究和开发、市场或运输系统的支持） 食物价格指标4：建立机制以确保与食品有关的社会支持方案（如食品券或其他食品援助方案）的针对性
	食物供应	在政府资助的环境中实施健康的食品服务政策，以确保食品供应能够鼓励消费者选择健康的食品，政府积极鼓励和支持私营企业实施类似的政策	食物供应指标1：学校有明确的、一致的政策，要求开展食品服务（如食堂、促销、筹款，自动售卖机等）来提供和推广符合膳食指南的健康食品 食物供应指标2：在其他公共部门（如政府部门、医院、学前环境等）有明确的、一致的政策，要求开展食品服务（如食堂、促销、筹款，自动售卖机等）来提供和推广符合膳食指南的健康食品 食物供应指标3：政府有良好的支持和培训制度，协助学校、其他公立机构（如有关的私营机构）及其食物供应商制定健康的食品服务政策和指南 食物供应指标4：政府有良好的支持和培训制度，协助私营企业在他们的工作场所提供和推广健康食品和膳食

部分	领域	各领域的良好做法说明	指标及各指标的良好做法说明
	食物销售	政府有权实施政策和计划,以支持健康食品的供应,并限制社区中不健康食品的供应(如商店的密度和位置)和店内产品放置	食物销售指标 1:政府及地区法律和政策足够有力,便于当地政府限制快餐店或其他出售不健康食品商店的密度或位置 食物销售指标 2:区域法律和政策足够强大,以确保现有的商店更多地出售新鲜水果和蔬菜等健康食品 食物销售指标 3:政府确保现有的支持系统到位,以鼓励食品商店促进健康食品的店内供应,并限制不健康食品的店内供应 食物销售指标 4:政府确保现有的支持系统到位,以鼓励食品卖场所增加健康食品的推广和供应,并减少不健康食品的推广和供应
	食物贸易	政府确保贸易和投资协定能够保护食品主权,助力农业政策等方面与国内卫生及国家卫生目标相一致,改善不健康食品的食物环境	食物贸易指标 1:评估和审议国际贸易和投资对粮食环境和人口营养与健康的直接和间接影响 食物贸易指标 2:政府采取措施管理投资并保护其在公共卫生营养方面的监管能力

105

附录 2 本报告主要纳入政策及对应指标

主要纳入政策	对应指标
食品安全国家标准 婴幼儿谷类辅助食品（GB 10769—2010）	食物成分指标 1
食品安全国家标准 婴幼儿罐装辅助食品（GB 10770—2010）	食物成分指标 1
食品安全国家标准 预包装食品营养标签通则（GB 28050—2011）	食物标签指标 1
食品安全国家标准 预包装食品营养标签通则（GB 28050—2011）	食物标签指标 2
食品安全国家标准 预包装食品标签通则（GB 7718—2011）	食物标签指标 2
食品安全国家标准 预包装食品标签通则（GB 7718—2011）	食物标签指标 1，食物标签指标 3
安徽省食物安全条例	食物销售指标 1
北京市教育委员会关于进一步规范中小学校饮食管理工作的通知	食物供应指标 1
北京市夜市餐饮服务食品安全监督管理办法	食物销售指标 1
财政部 国家税务总局关于免征蔬菜流通环节增值税有关问题的通知	食物价格指标 1，食物价格指标 2
餐饮食品营养标识指南	食物成分指标 2，食物标签指标 4
餐饮业营养配餐技术要求（SB/T 10474—2008）	食物成分指标 2，食物标签指标 4
公共营养师国家职业技能标准（征求意见稿）	食物供应指标 3
关于加强社区蔬菜直通车管理的指导意见	食物销售指标 2

主要纳入政策	对应指标
关于进一步促进奶业振兴的若干意见	食物价格指标 3
关于进一步加强学校食品安全促进膳食营养均衡工作的通知	食物供应指标 1
关于校园及周边禁止销售"辣条"的公告	食物销售指标 1
广东省食品生产加工小作坊和食品摊贩管理条例	食物销售指标 1
贵阳市 2012 年度建设便民市场（社区生鲜直销点）工作方案	食物销售指标 2
全民健康生活方式行动方案（2017—2025 年）	统筹协调指标 4
国家中长期教育改革和发展规划纲要（2010—2020 年）	食物价格指标 4
国民营养计划（2017—2030 年）	统筹协调指标 4、将健康融入所有政策指标 1、食物成分指标 1、食物成分指标 2、食物供应指标 3
国务院办公厅关于实施农村义务教育学生营养改善计划的意见	食物供应指标 3
国务院防治重大疾病工作部际联席会议制度	统筹协调指标 1
国务院关于当前稳定农业发展促进农民增收的意见	食物价格指标 3
国务院关于进一步促进蔬菜生产保障市场供应和价格基本稳定的通知	食物销售指标 2
黑龙江省食品安全条例	食物销售指标 1

107

续表

主要纳入政策	对应指标
健康管理师国家职业标准（试行）	食物供应指标 3
"健康中国 2030" 规划纲要	将健康融入所有政策指标 1、食物成分指标 2、食物贸易指标 2
健康中国行动（2019—2030 年）	食物成分指标 2、食物标签指标 1、食物标签指标 3
九十年代中国食物结构改革与发展纲要	统筹协调指标 1
奶粉广告自律规则	食物营销指标 1
农村义务教育学生营养改善计划实施细则	食物供应指标 3
中华人民共和国企业所得税法	食物价格指标 2
中华人民共和国企业所得税法实施条例	食物价格指标 2
中国马铃薯优势区域布局规划（2008—2015 年）	食物价格指标 3
全民健康生活方式行动方案（2017—2025 年）	食物销售指标 4、食物供应指标 2
全民健康生活方式行动健康支持性环境建设指导方案	食物供应指标 1
厦门市人民政府关于推广生鲜超市改造农贸市场的实施意见	食物销售指标 2
陕西省食品小作坊小餐饮及摊贩管理条例	食物销售指标 1
社区菜店设置要求和管理规范	食物销售指标 2

主要纳入政策	对应指标
社区菜市场（农贸市场）设置和管理规范	食物销售指标 2
社区蔬菜（肉类）直通车设置和管理规范	食物销售指标 2
深圳经济特区健康条例	食物营销指标 2
生鲜食品超市经营与管理规范	食物销售指标 2
实施动植物卫生检疫措施的协议	食物贸易指标 1、食物贸易指标 2
食品标识管理规定	食物标签指标 1、食物标签指标 2
食品标识监督管理办法（征求意见稿）	食物标签指标 2
食品广告发布暂行规定	食物营销指标 1
食品营养声称和营养成分功能声称准则	食物标签指标 2
推进奶业振兴若干政策措施	食物价格指标 3
校园食品安全守护行动方案（2020—2022 年）	食物供应指标 1
学生餐营养指南	食物供应指标 1
学校集中用餐食品安全管理规定（征求意见稿）	食物供应指标 3
学校食品安全与营养健康管理规定	食物供应指标 1、食物供应指标 2、食物供应指标 3、食物销售指标 3

主要纳入政策	对应指标
营养健康餐厅建设指南	食物销售指标 4、食物成分指标 2
营养健康食堂建设指南	食物成分指标 2、食物供应指标 1、食物供应指标 3、食物供应指标 4
预包装食品营养图形化标示指南（T/CNFIA 002—2018）	食物标签指标 1
预包装食品"健康选择"标识规范（T/CNSS 001—2018）	食物标签指标 1
中共中央 国务院关于全面推进乡村振兴加快农业农村现代化的意见	食物价格指标 3
中国居民膳食指南（2022）	食物供应指标 1、食物供应指标 2
中国食品工业减盐指南	食物成分指标 1、食物供应指标 2、食物标签指标 1、食物标签指标 3、食物营销指标 1
中国食物与营养发展纲要（2014—2020 年）	将健康融入所有政策指标 1、食物成分指标 1、组织领导指标 2、组织领导指标 4、组织领导指标 5
中国食物与营养发展纲要（2025—2030 年）	将健康融入所有政策指标 1、食物成分指标 1、组织领导指标 2、组织领导指标 4、组织领导指标 5
中华人民共和国广告法	食物营销指标 1、食物营销指标 3
中华人民共和国基本医疗卫生与健康促进法	资源支持指标 3、将健康融入所有政策指标 1

主要纳入政策	对应指标
中华人民共和国科学技术进步法	资源支持指标 2
中华人民共和国食品安全法	食物标签指标 1、食物标签指标 2
中华人民共和国政府和美利坚合众国政府经济贸易协议	食物贸易指标 2
综合超市销售生鲜农产品技术条件和管理规范	食物销售指标 2

主要参考文献

［1］国务院办公厅．国民营养计划（2017—2030 年），国办发〔2017〕60 号〔EB/OL〕.（2017-07-13）〔2024-09-25〕. https://www.gov.cn/zhengce/content/2017-07/13/content_5210134.htm.

［2］国务院办公厅．中国食物与营养发展纲要（2014—2020 年），国办发〔2014〕3 号〔EB/OL〕.（2014-01-28）〔2024-09-25〕. https://www.gov.cn/gongbao/content/2014/content_2600055.htm.

［3］健康中国行动推进委员会．健康中国行动（2019—2030 年）〔EB/OL〕.（2019-07-09）〔2024-09-25〕. http://www.nhc.gov.cn/guihuaxxs/s3585u/201907/e9275fb95d5b4295be8308415d4cd1b2.shtml.

［4］国家卫生健康委员会．健康儿童行动计划（2018—2020 年），国卫妇幼发〔2018〕9 号〔EB/OL〕.（2018-04-27）〔2024-09-25〕. https://www.gov.cn/gongbao/content/2018/content_5327474.htm.

［5］原国家卫生计生委员会办公厅．中国居民慢性病与营养监测工作方案（试行），国卫办疾控函〔2014〕814 号〔EB/OL〕.（2014-09-10）〔2024-09-25〕. https://www.nhc.gov.cn/wjw/c100175/201410/8facba0820634137bed73244a570250c.shtml.

［6］国家卫生健康委员会．母婴安全行动计划（2018—2020 年），国卫妇幼发〔2018〕9 号〔EB/OL〕.（2018-04-27）〔2024-09-25〕. https://www.gov.cn/gongbao/content/2018/content_5327474.htm.

［7］中国营养学会．中国居民膳食指南（2022）〔M〕. 北京：人民卫生出版社，2022.

［8］VANDEVIJVERE S，MACKAY S，SWINBURN B. Benchmarking

Food Environments 2017: Progress by the New Zealand Government on implementing recommended food environment policies and priority recommendations[M/OL]. Auckland: the University of Auckland, 2017. https://drive.google.com/file/d/0b5akyho5uaenuuycthbbgphtgs/view.

[9] LOCK K, GABRIJELCIC-BLENKUS M, MARTUZZI M, et al. Health impact assessment of agriculture and food policies: lessons learnt from the Republic of Slovenia[J]. Bulletin of the World Health Organization, 2003, 81(6): 391-398.

[10] FRIEL S, HATTERSLEY L, SNOWDON W, et al. Monitoring the impacts of trade agreements on food environments[J]. Obesity Reviews, 2013, 14 (Suppl 1): 120-134.

[11] THOW A M, ANNAN R, MENSAH L, et al. Development, implementation and outcome of standards to restrict fatty meat in the food supply and prevent NCDs: learning from an innovative trade/food policy in Ghana[J]. BMC public health, 2014(14): 249.

[12] World Health Organization. European food and nutrition action plan 2015–2020[EB/OL]. (2015-09-30)[2024-09-25]. https://www.who.int/europe/publications/i/item/9789289051231.

[13] Food and Agriculture Organization, Instituto Interamericano De Cooperación Agropecuaria. Building up the national policy and system for food and nutrition security: the Brazilian experience[EB/OL]. (2009-11-15)[2024-09-25]. https://www.readkong.com/page/building-up-the-national-8393969.

[14] Department of Health, Human Services. What is healthy together Victoria [EB/OL]. (2015-01-27)[2024-09-25]. https://www.health.vic.gov.au/publications/what-is-healthy-together-victoria.

72